数字化牙种植学
治疗设计与导板手术

Digital Dental Implantology
From Treatment Planning to Guided Surgery

数字化牙种植学
治疗设计与导板手术

数字化牙种植学
Digital Dental Implantology

治疗设计与导板手术
From Treatment Planning to Guided Surgery

编著　（阿根廷）乔治·加兰特（Jorge M. Galante）
　　　（阿根廷）尼古拉斯·卢比奥（Nicolás A. Rubio）

主译　徐淑兰

北方联合出版传媒（集团）股份有限公司
辽宁科学技术出版社
沈 阳

图文编辑

杨　帆　刘　娜　张　浩　刘玉卿　肖　艳　刘　菲　康　鹤　王静雅　纪凤薇　杨　洋

First published in English under the title

Digital Dental Implantology: From Treatment Planning to Guided Surgery

Edited by Jorge Mario Galante and Nicolás Agustin Rubio edition: 1

Copyright © Springer Nature Switzerland AG, 2021

This edition has been translated and published under licence from

Springer Nature Switzerland AG.

Springer Nature Switzerland AG takes no responsibility and shall not be made liable

for the accuracy of the translation.

©2023，辽宁科学技术出版社。

著作权合同登记号：06-2022第156号。

图书在版编目（CIP）数据

数字化牙种植学治疗设计与导板手术 / （阿根廷）乔治·加兰特（Jorge M. Galante），（阿根廷）尼古拉斯·卢比奥（Nicolás A. Rubio）编著；徐淑兰主译. — 沈阳：辽宁科学技术出版社，2023.3

ISBN 978-7-5591-2883-6

Ⅰ. ①数… Ⅱ. ①乔… ②尼… ③徐… Ⅲ. ①数字技术—应用—种植牙—口腔外科学 Ⅳ. ①R782.12-39

中国国家版本馆CIP数据核字（2023）第017127号

出版发行：辽宁科学技术出版社
　　　　　（地址：沈阳市和平区十一纬路25号　邮编：110003）
印 刷 者：凸版艺彩（东莞）印刷有限公司
经 销 者：各地新华书店
幅面尺寸：210mm×285mm
印　　张：13.25
插　　页：4
字　　数：260千字
出版时间：2023年3月第1版
印刷时间：2023年3月第1次印刷
策划编辑：陈　刚
责任编辑：殷　欣
封面设计：袁　舒
版式设计：袁　舒
责任校对：李　霞

书　　号：ISBN 978-7-5591-2883-6
定　　价：198.00元

投稿热线：024-23280336
邮购热线：024-23280336
E-mail:cyclonechen@126.com
http://www.lnkj.com.cn

主译简介
Main Translator

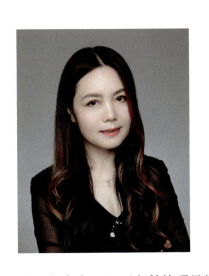

徐淑兰

主任医师，教授，博士研究生导师，博士后合作导师。南方医科大学口腔医院（广东省口腔医院）副院长。中华口腔医学会第六届口腔种植专业委员会副主任委员，广东省医学教育协会口腔种植学专业委员会主任委员，广东省医师协会口腔医师分会副主任委员，广东省口腔医学会口腔种植专业委员会副主任委员，广东省临床医学学会牙种植学专业委员会副主任委员，教育部学位中心评审专家，江西省科技项目评审专家，贵州省科技项目评审专家，四川省科技项目评审专家，广东省干部保健专家，广东省医学会医学鉴定专家库成员，广州市医学会医疗事故技术鉴定专家库专家成员，广东省口腔医学会第四届理事会理事，亚太区口腔种植协会常务理事，欧洲骨结合学会（EAO）会员。《Clinical Implant Dentistry and Related Research》中文版特邀编委，《The International Journal of Oral & Maxillofacial Implants》中文版编委，《中国口腔种植学杂志》副主编，《口腔疾病防治》副主编，《实用医学杂志》审稿专家。在《Materials Today Bio》《Journal of Clinical Periodontology》《Dental Materials》等国内外专业期刊共发表学术论文138篇，其中SCI收录40篇。主持和完成国家卫生部与省部级基金项目10项，主要参与国家自然科学基金项目、国家"十一五"攻关和省部级基金项目8项，主持广东省教育厅临床教学基地教学改革研究项目1项。主译和参编专著8部。指导博士研究生、硕士研究生和培养进修生80多名。

译者名单
Translators

主　译

徐淑兰　南方医科大学口腔医院

副主译（按姓名首字笔画排序）

李　平　南方医科大学口腔医院

李　安　南方医科大学口腔医院

杨　烁　南方医科大学口腔医院

戴静桃　南方医科大学口腔医院

译　者（按姓名首字笔画排序）

朱培君　南方医科大学口腔医院　　　陈家豪　南方医科大学口腔医院

刘　洋　南方医科大学口腔医院　　　罗　轲　南方医科大学口腔医院

刘　倩　南方医科大学口腔医院　　　袁　鹰　南方医科大学口腔医院

许　言　南方医科大学口腔医院　　　高　岩　南方医科大学口腔医院

吴靖漪　南方医科大学口腔医院　　　黄喆逊　南方医科大学口腔医院

陈晖璐　南方医科大学口腔医院

中文版序言一
Foreword

很荣幸，徐淑兰教授邀请我为她所主译的新书《数字化牙种植学治疗设计与导板手术》作序，让我有机会能够先睹为快。

数字化已深刻改变我们工作和生活的方方面面。数字化技术在口腔领域的发展和应用，将之称为口腔医学的一场"革命"也不为过。

当下，在口腔种植临床诊疗中，通过术前数字化诊断，可以完成一份真正意义上的数字化患者的构建，并能够在开始治疗前就设计好最终的种植修复体，达到"以终为始"的种植治疗；而在种植外科环节，无论是采用数字化导板、实时动态导航还是最新的种植机器人，都能够以极高的精度来实现术前的治疗设计；数字化印模技术的发展，也从口外模型仓扫进展到口内、口外直接扫描，从满足部分牙列缺损的数字化印模精度需要，发展到能够满足全牙弓固定或活动修复的印模精度要求；在修复的最后阶段，同样可以轻松地实现数字化修复体的制作。这些数字化技术的进步，让全流程数字化种植已不再是空中楼阁。

然而，对于数字化的认知，在广大医生群体中还存在着偏差。有的医生在使用数字化技术的初期，碰到一些困难，就完全否定数字化；也有一些医生，初尝数字化的甜头，就认为数字化无所不能，随之完全依赖数字化。这两者都是不可取的。正如在本书中，有多处均谈到，数字化技术有突出的优势，但依然也有一定局限性。此外，我们也必须清晰地认识到，要熟练掌握数字化技术，同样需要遵从学习曲线。这既需要规范系统的理论学习，也需要以大量的临床实践为基础。

这本译著聚焦数字化口腔技术的基本概念与原理，并着重探讨相关的临床工作流程及其技术要点，将更好地帮助我们掌握数字化牙种植术的底层逻辑以及实施细节。全书图文并茂，涵盖了大量精彩的临床病例和图片，给广大热爱学习的口腔医生提供了一份很好的数字化牙种植教材。

徐淑兰教授是我国著名的口腔种植专家，其所带领的团队在数字化牙种植方面具有非常丰富的临床经验。相信由徐教授团队主译的这本专著，一定能够很好地反映原著的精髓，并使读者从中获益匪浅，感谢徐教授团队为中国口腔种植事业做出的贡献。

陈江

2022年12月于福州

中文版序言二
Foreword

数字化技术已经渗透到现实生活中的各行各业，并大大促进了各行业技术的进步和发展。与其他行业一样，在口腔种植医学行业中，数字化技术也成为了一项重要的内容，对其基础知识及实际应用流程的掌握，有利于口腔医生在临床中对该项技术的合理应用及研究创新。

本书由Jorge M. Galante教授与Nicolás A. Rubio教授编著，系统阐述了口腔数字化流程中各步骤的基本原理及运作流程，详细介绍了开展数字化手术所需的数据采集、数字化虚拟手术设计、导板生成等过程的原理及实施，以及最终临床应用的实例介绍。有助于读者对数字化技术在口腔种植方面应用的理论和实践经验得到一个系统完整的认识。

本书主译徐淑兰教授多年从事口腔种植学的基础及临床研究和实践，具有该领域扎实的基础理论和丰富的临床经验。对数字化技术在口腔医学领域的应用，尤其是在口腔种植学中的应用有深入的探讨和深厚的造诣。在徐教授及其团队的努力下，中文版《数字化牙种植学治疗设计与导板手术》即将出版，为广大致力于数字化技术在口腔医学中应用的学生、教师及临床医生提供了一本可供参考的图书。是国内同类研究文献资料的一个有力补充。

在此，向致力于推广新技术、新知识的学者致以由衷的敬意和感谢！

周磊

2022年12月于广州

中文版前言
Preface

    口腔种植修复技术历经数十年的发展，已成为最理想的修复方法之一。以修复为导向的种植手术，是种植修复长期成功的前提。数字化外科手术因其高效、准确与稳定等优势，成为实现种植体精准植入的重要手段。然而，种植外科数字化流程相对烦琐复杂，操作不当易产生手术误差，导致种植体植入位置不佳，甚至失败。本书作者立足于阐明数字化口腔技术的基本概念与原理、临床工作流程及其技术要点；聚焦基础，着眼临床，旨在推广数字化口腔种植技术。

    "欲穷千里目，更上一层楼。"口腔数字化技术的发展，离不开计算机辅助技术的突飞猛进。本书根据口腔数字化流程，以计算机辅助影像（CAI）的原理阐述了患者虚拟数字信息的采集，以计算机辅助设计（CAD）的应用探讨了患者虚拟手术设计的方案，以计算机辅助制造（CAM）的方法揭示了患者手术导板制作的实施。通过理解计算机辅助技术的原理，以便于临床医生掌握数字化技术。

    "操千曲而后晓声，观千剑而后识器。"种植外科如何正确应用数字化技术，仍是临床诊疗的难点。本书根据数字化技术应用结合临床病例，进一步介绍数字化导板手术、种植导航系统、数字化技术在引导骨再生术和颌面外科手术中的应用。基于临床病例的解析，使临床医生充分了解数字化技术的优势及其局限性。

    "玉经磨琢多成器，剑拔沉埋更倚天。"我们团队希望本译著的出版，利于年轻医生了解并掌握数字化外科手术的适用条件、工作流程与其关键要点。能给予对口腔数字化技术感兴趣的口腔技师、口腔医学生及口腔科研人员带来更多的知识点和重要信息。

    我国口腔种植事业的发展，离不开国内业者的团结协作和无私奉献，在本书的翻译期间，得到各方诸多的帮助和支持，让我们倍感温暖。在此特别要感谢福建医科大学附属口腔医院陈江教授，给予我们饱含热情且匠心独运的见解和指导；感谢我们的恩师周磊教授，给予我们无私无尽的关怀和厚爱。衷心感谢两位教授在百忙之中，为本书作序。我们站在巨擘之肩，极尽瞭远，更觉唯有将他们的褒扬之辞，化作继续前行的动力，勇攀学科高峰，追寻种植创新之不朽光辉。

非常感谢我的团队与研究生们，是他们不辞辛苦的付出，让本书的中文版得以面世。翻译此书过程中，难免挂一漏万，敬请各位读者、专家给予指正，提出宝贵意见，以供再版时修订。

徐淑兰

2022年12月于广州

前言
Prologue

    CBCT与CAD/CAM技术融合是实现牙科手术精确性和可预期性的正确选择。此外，数字化技术可以缩短外科手术时间，从而有效降低患者并发症的发生率。

    一方面，就种植治疗的指导意义而言，CBCT是目前最具诊断价值的工具之一。CBCT作为一种新的断层扫描系统，不仅可以提供组织解剖的详细信息，还具备减少患者辐射时间的优点。CBCT在外科诊疗中的价值是毋庸置疑的。CBCT图像通常呈现于图层上，并由专业人员负责对切片进行界定。此过程中，用户可以自行定义切片参数，并对图像进行分割，也可以通过处理CBCT的其他参数以获取特定的信息。因此，亟须一种图像处理软件来处理CBCT数据。

    另一方面，崭新的数字化时代已全面启航。任意的现实物体都可以通过数字化技术转化为数据文件，以便于对其进行加工、处理、修改，甚至可以在原有基础上实现新物体的创建。为此，我们需要应用扫描技术将现实物体转化为数字表面图像，此过程同样需要一个特定的图像处理软件。

    在日常的牙科诊疗中，CBCT与数字化技术被广泛应用。将物体外部表面（例如牙弓）的信息转化为数据，并与内部结构（例如上颌骨断层扫描）的数字化图像进行合并，此方法将为牙科诊疗带来更多的便利。本书将对上述的合并过程及其相应的优势进行阐述，并介绍CBCT与数字化技术合并在牙科手术中的应用。

    第一步是CBCT与数字化技术合并，即是实现两种不同数字文件的合并，也就是DICOM和STL文件。这是存储数字文件的两种不同文件格式，例如.doc和.pdf文件。简言之，DICOM文件是由CBCT设备创建的，而STL文件则来源于扫描仪，合并这两种文件即可获取融合图像。由于CBCT与扫描仪均可捕获天然牙解剖表面，故图像合并通常以天然牙解剖作为参照点。合并图像是整个虚拟计划中最重要的环节，此环节的精准度是确保结果符合预期的关键。对于部分/完全牙列缺失的病例，也可选取患者的修复体或者导板作为合并图像的参照点。

    第二步是治疗计划的制订，即利用数字蜡型设计修复引导种植手术。以修复方案指导种植手术的设计，可在软件中试行虚拟手术。若手术以种植体植入为主要目标，则在软件中植入虚拟种植体；若种植术区需行骨再生术，应在虚拟植入种植体后，相应地虚拟塑形周围骨质以包裹种植体。

第三步则是导板的制作。换言之，一旦医生确定了手术计划，下一步则是制作精确的导板来复刻虚拟计划。即便手术设计过程是流畅的，在导板制作期间也应仔细地评估，以获取成功的结果。此外，制作手术导板的材料取决于手术方案的选择。

本书提及的数字化方案实现了一种模式的转变。医生们普遍认为，数字化方案需要投入大量时间、工作烦琐以及学习曲线缓慢才得以获取预期成功的结果。但我们更应该关注的是，引导手术方案的主要目标在于减少椅旁时间，所以此过程需要更详尽的诊断信息以及大量的时间完成虚拟计划。引导手术的宗旨在于精确诊断、复刻虚拟计划并降低患者并发症的发生率。本书可作为年轻医生了解技术融合以及数字化方案优缺点的指南。

Jorge M. Galante

Nicolás A. Rubio

目录
Contents

扫一扫即可浏览
参考文献

第一部分　口腔手术中的数字化工作流程

Digital Workflow in Dental Surgery

1.1　CAI/CAD/CAM的概念

Nicolás A. Rubio

　　无论涉及外科手术、修复治疗或正畸应用，口腔数字化工作流程均分为3个标准步骤。每一步骤均须慎重对待，以达到精确效果。通常，即使治疗方案缜密完备，但仍存在"失之毫厘，谬以千里"的临床结果。具体来说，数字化工作流程包括如下步骤：

- 计算机辅助影像（CAI）：是指治疗的初始步骤，主要为采集数字化数据。尽管此步骤易被忽视，但其对于确保结果的可信是至关重要的。数字化治疗计划看似容易，但软件无法提示上传的数据是否有误、被篡改或者与患者临床情况不匹配。在此，须慎重获取并优化影像。
- 计算机辅助设计（CAD）：采用牙科软件进行虚拟手术设计的阶段。从授权软件到开源软件，从简单的图像查看器到高级的规划软件，大量软件可供使用。这些软件的基本功能为诊断和治疗计划，并且允许导出数据以实现预期结果。在此，设计阶段要求相关人员掌握专业知识并接受长期的培训。
- 计算机辅助制造（CAM）：利用设备进行加工制造将虚拟计划转换为真实的治疗方案。在临床手术过程中还需特殊工具，如特定的手术钻针。操控特殊的软件来控制制造过程。这一步通常由牙科技师操作额外的设备完成。

　　总而言之，首要步骤是从患者解剖结构中获取数字化数据，同时最大限度地减少体积变化和提高表面清晰度（CAI）。接下来，将数据上传到牙科软件中，并通过计算机辅助设计（CAD）进行虚拟手术，以明确整个治疗计划。之后，将数据导出到加工设备，在术前或术中构建实物（CAM）。

　　值得重点强调的是，临床医生需要在每个阶段积极地参与交流，或者由可靠的第三方完成某些步骤。临床医生必须掌握整个过程的基本知识，以确保治疗的效果。

第1章　CAI：计算机辅助影像

CAI: Computer-Assisted Imaging

Nicolás A. Rubio

1.1　前言

获取患者准确的数据是完成正确诊断及制订可靠治疗计划的基础。为此，临床医生需获取两种数据：患者口腔表面扫描数据及其解剖结构的医学影像数据。

一方面，在计划手术阶段，必须掌握骨解剖结构和组织厚度。先进的医疗设备能提供翔实的影像图像，进而在计算机上呈现精确诊断。因此，需要建立一种使图像可视化的通用医学语言，即DICOM文件。应注意的是，DICOM文件格式源自X射线、锥形束计算机断层扫描（CBCT）、磁共振成像（MRI）或其他相关影像设备。在本书中，DICOM格式文件是CBCT图像所描述的唯一格式，因为所有手术方案规划均需这种DICOM格式文件。

另一方面，种植手术应满足以修复为导向的种植设计。简而言之，通过患者牙弓的数字影像设计手术计划，并制作一个手术导板来实现前期手术规划。尽管CBCT图像可以提供详细的组织解剖信息，但牙齿和黏膜的表面清晰度往往较差，尤其是在咬合面。此外，口内的金属伪影会导致图像严重失真。因而，需要一个额外的数据文件记录颌骨外在的表面形貌，即表面扫描文件，也称为STL文件。

1.2　表面扫描（STL文件）

记录口腔颌面部组织形貌的数据是制造修复体、手术导板或其他应用达到口内适合性的前提。必须与关键修复区域及其邻牙、咬合关系和相关的周围组织匹配，制订修复治疗方案以指导手术，并制造手术导板将数字化方案转换为手术计划。

尽管石膏模型被长期使用，但对于数字化治疗计划必须使用虚拟模型。因此，需创建一个文件格式，表示三维物体表面的几何形状[1]。3D数字化模型有着各种计算机文件格式（例如.ply、.obj、.dcm），但一个特定的文件格式脱颖而出，即.stl格式（图1.1）。

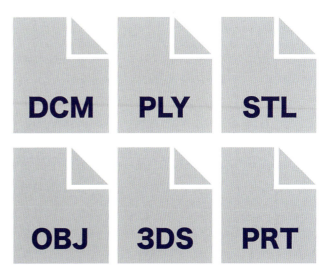

图1.1　3D模型的不同文件格式

N. A. Rubio (✉)
Universidad de Buenos Aires,
Ciudad Autónoma de Buenos Aires, Argentina

© Springer Nature Switzerland AG 2021
J. M. Galante, N. A. Rubio (eds.), *Digital Dental Implantology*,
https://doi.org/10.1007/978-3-030-65947-9_1

原始STL文件是由3D Systems®公司为早期立体光刻CAD软件所创建，旨在加强3D打印和CAM的数据处理。尽管最初作为"stereolithography"的缩写，但STL也作为其他的缩略词，例如"标准细分曲面语言（Standard Tessellation Language）"或"标准三角语言（Standard Triangle Language）"，因其采用三角形形式来表示模型的形状（图1.2）。如今，大部分软件程序均支持STL文件，已成为通用的CAD语言。与此相比，一些软件系统利用其他文件格式来存储数据；一些格式仅用于特定的软件，例如丹麦3Shape®使用的DCM格式；美国Carestream®使用的PLY格式，其他软件使用特殊文件格式（即OBJ文件）。这些文件可以存储附加信息，例如颜色，而此类信息在STL格式中不存在（图1.2b）。

目前有两种方法用于采集患者牙弓的表面数据：口外扫描和口内扫描。前者，随着印模材料的准确性、亲水性和体积稳定性得到提升，使用印模材料能精准地记录牙齿表面及其周围区域。取

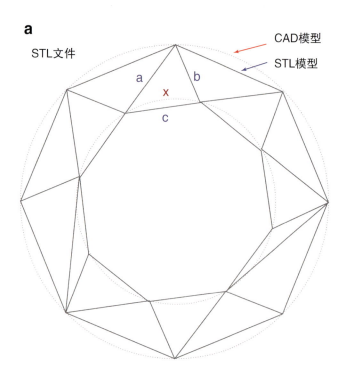

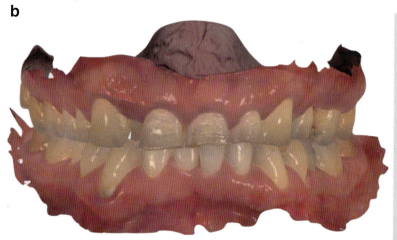

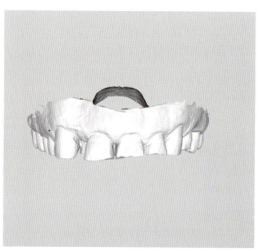

图1.2　（a）标准三角语言（STL）代表基于三角形构建模型。（b）DCM格式（左）和STL格式（右）的表面扫描。3Shape采用DCM格式添加颜色等附加信息。若将DCM格式转换为普通STL格式，仅保留表面形貌。虽然没有改变表面形貌，但转换会丢失部分源数据

模后，可使用口外扫描仪将石膏模型转化为数字文件。后者，通过口内扫描仪将口腔组织直接进行数字化采集，避免了传统印模技术的缺点，从而提高准确性、节省时间及提升患者的舒适度（图1.3）。

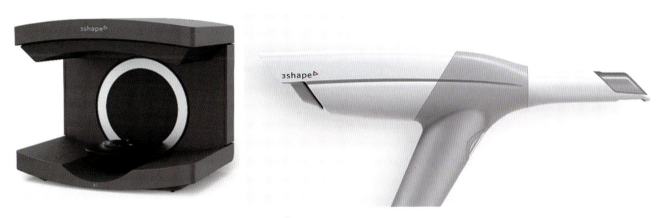

图1.3　口外（左）和口内（右）扫描仪（丹麦3Shape®）

1.2.1　口内扫描仪

随着CAD/CAM系统的发展，使用口内扫描仪（IOS）在口腔治疗中能增加数字化工作流程的流畅性和精确性、减少操作及治疗时间，提高了医技间的沟通交流，并减少不必要的印模储藏空间[2]。

光学非接触式口内扫描仪类似于便携式相机，用于记录口腔表面形貌。由于在黑暗环境中工作，口内扫描仪需要投射光源（图1.4）；采用集成传感器以单个图像或视频形式记录口腔情况。口内扫描技术可采用不同的技术手段，如共聚焦成像（iTero®，荷兰）、光学相干断层扫描（E4D®，美国）或主动波前采样（3M True Definition®，美国）[3]。由于本书以临床应用为目的，故不详述扫描仪设备的所有技术特征。尽管一些扫描仪采用粉末涂层以降低反射率，而现今趋势是应用无粉扫描仪，便于简化扫描过程并提高患者的舒适度。

1.2.1.1　扫描技巧提示与推荐

为了提高数据采集，提出临床提示：

- 为了获得更好的图像，建议使用开口器及控制口内湿度。一些临床医生倾向于关闭牙椅灯光或调暗诊室灯光，以避免光源干扰[4]。牵拉口腔组织器械（如口镜）的金属反光会使口内扫描过程复

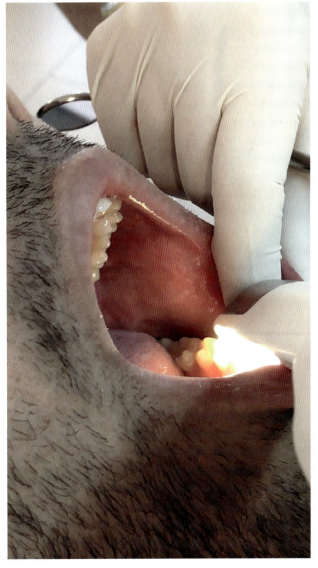

图1.4　口内扫描仪投射光源记录临床口内情况

杂化，可以套上黑色的丁腈指套（或者类似物）避免反光。

- 虽然大多数系统都内置加热元件以减少扫描仪尖端内部玻璃的表面雾化，但是口腔水雾仍会减慢口内扫描过程。

- 获取数据后，软件将识别相同点将图像拼接在一起。通过合并图像中所包含的相同点来实现口腔组织的渲染。通常，参考标记来自牙齿的解剖结构，尤其是咬合面。在此，当扫描过程中丢失目标，建议返回到先前扫描的区域使软件再识别已知的点与区域。

- 对于多颗牙齿缺失，软组织动度增加会干扰扫描仪的识别。对无牙颌区域的口内扫描是具有挑战性的；因此，在这些病例中，需要将传统的印模方式和口外扫描相结合。

- 某些软件能提供推荐的扫描路径，以匹配其用于重建图像的预设算法。偏离路径可能导致数据不准确[5]。

- 传统的光学扫描技术通过钛或二氧化镁粉末进行涂层，使扫描仪能够采集图像。最新无粉型口内扫描仪能提升医患体验。然而，金属实物的反光会影响扫描过程，因此仍需要一些涂层辅助图像采集（图1.5）。

- 尽管口内扫描设备的使用技巧不会影响整体效果，但有助于减少渲染所需的图像量。高效的扫描技术不仅会减少操作时间，还会减少文件处理时间，提高计算机性能，并最大限度地减少数据存储量。

1.2.2　口外扫描仪

　　口腔技师使用台式实验室扫描仪，实现石膏模型或传统口腔印模的数字化。对于没有口外扫描设备的口腔诊所，这将是一个完美的解决方案。口外扫描设备（EOS）可细分为两种类型：接触式或非接触式。接触式是早先的数字化方法（即Procera®，Nobel Biocare），而目前广泛使用的是非接触式或光学扫描仪。接触式或机械式扫描仪采用探针接触物

体表面来探测其形态。无疑，探针的尺寸和入射角会影响扫描精度（图1.6）。

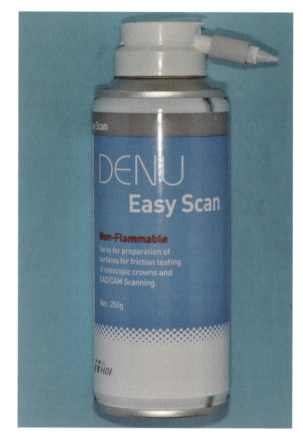

图1.5　使用粉末降低反光物的反射率

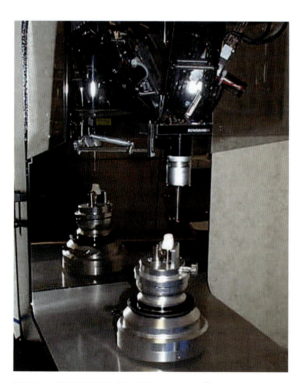

图1.6　早期的接触式扫描仪（Procera®，Nobel Biocare）

如今，光学扫描仪依靠光线或激光照射物体，利用三角测量原理采集表面的三维信息（图1.7）。接收器单元采集物体上的反射光，传感器测量反射光的角度，从而通过三角测量原理计算三维数据（图1.8）。

由于静态发光与光接收设备采集石膏模型，故通过单个平面完成图像渲染。这也使模型内结构的扫描更精准[5]。因此，EOS更适用于大面积缺牙和全牙弓重建的患者。

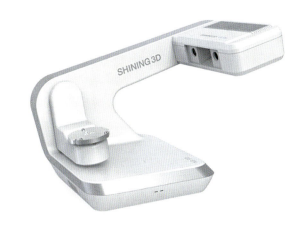

图1.7 口外光学（非接触式）扫描设备。（Autodesk®，Shining 3D）

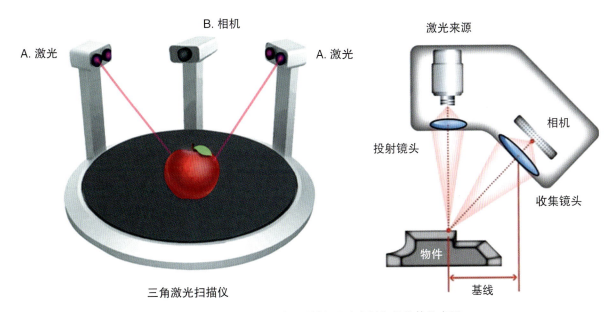

图1.8 三角测量原理。相机捕获在实物上反射的光源。测量反射角以确定被扫描物体的表面

1.3 CBCT图像（DICOM文件）

DICOM格式来自医学数字成像和通信，作为医学成像信息以及相关数据共享与管理的标准。换句话说，DICOM是病例采集后从影像设备导出的标准文件格式。

大多数情况下获得图像后，影像医生根据图像结果以及解剖结构的可见化，以分析评估患者信息。之后，切片文件由软件处理以确定颌骨水平方向、全景曲线和轴向切片的分布。种植体测量、神经管识别和任何其他相关信息等数据处理，均可导出为可打印格式（例如JPG或PNG文件）并交付给患者（图1.9a）。

传统的种植体规划通常依赖于这种经过处理的图像分析来规划种植外科手术。然而，需要操作从CBCT设备导出的文件来制订后续的手术计划。为此，还可以将所述文件通过CD或USB设备将CBCT基本软件一起传送给患者。使用查看器往往具有更多的优势，因其提供的信息比打印图像更丰富，并且允许专业人员查看所有切片，甚至模拟虚拟种植体

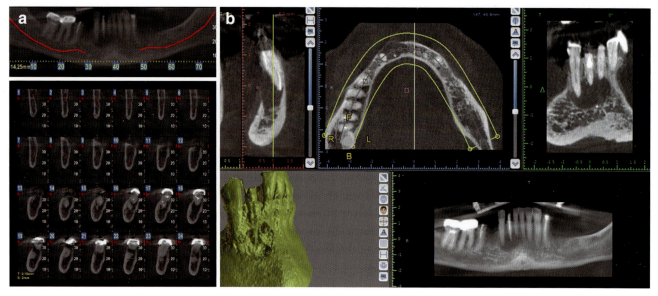

图1.9 常用的JPG文件中的CBCT可视化图像（a），以及在软件查看器中的显示（DICOM文件操作）。个性化全景曲线、切片和3D渲染并实现图像导航，以获取尽可能多的信息（b）

植入（图1.9b）。

此外，CD/USB中的DICOM文件可以使用特定的软件进行可视化，也可以上传到手术规划软件中（图1.10）。本书将在第2章中讨论这些诊断软件各自的优点和缺点。

DICOM文件通常在CD内文件夹中找到名为"图像"或"文件"（图1.11）。此外，这些文件可以通过邮件发送，以避免图像打印和/或CD刻录。

DICOM格式可以3种不同的文件格式存储（图1.12）：

- DICOM（单帧）：CBCT设备扫描的每一个切片都保存在一个独立的文件中，产生多个小尺寸的文件。软件需要将它们放在一起以重建三维图像。尽管不太实用，但是它保留了所有相关数据，这

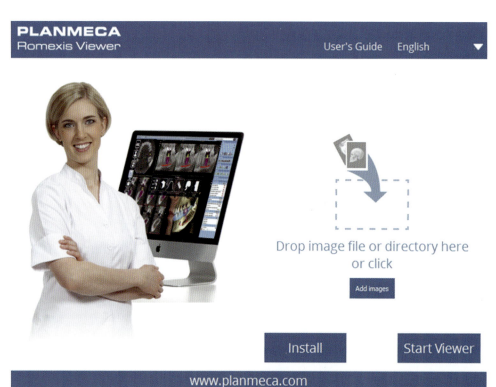

图1.10 Planmeca的Romexis® 查看器。当使用Planmeca设备拍摄病例时，CBCT图像与查看器软件将共同导出。此外，需购买此软件的完整版以解锁其他功能

图1.11　在CD中附带CBCT文件格式。"图像"文件夹收集的切片，可以导入任何手术规划软件（DICOM文件），而图标"Start.exe"为运行查看器实现病例的可视化

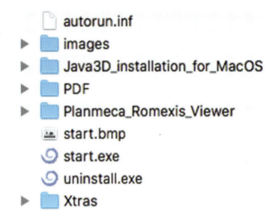

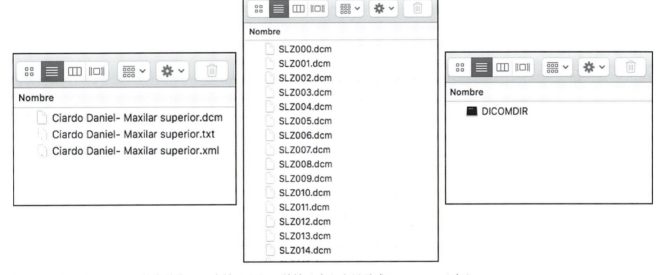

图1.12　其他的DICOM文件存储类型：多帧（左）、单帧（中）和目录或DICOMDIR（右）

种文件导出方法比随后两种方法更可靠，并且得到了大多数软件程序和查看器的支持。因为该文件格式复制保存的每个文件中的所有信息，故存储过程会花费更多的内存及分析时间。

- DICOM（多帧）：创建此格式是为了减少文件大小并简化解析、存储和通信，从而它将所有切片组合到一个DICOM文件中。然而，因为文件的兼容性，一些软件不支持这种格式。期待这一局限性将被改善，实现数字化工作流程的简化及广泛交流。

- DICOMDIR：是指DICOM的一种特殊文件。这种文件格式类似于压缩的ZIP/RAR文件，可以包含来自一名或多名患者的多项病例资料。按以下方式组织：患者级别、研究级别、系列级别、图像级别。在医院或大型医疗环境中，DICOM Directory理论上可以缩短搜索DICOM文件时间，查找和显示存储信息所需的时间。尽管如此，DICOMDIR并非针对日常临床实践的使用，支持该文件的软件相对较少。需从互联网上下载特定软件（通常是免费的软件）以解压缩存储在目录中的信息。

1.3.1　放射性检查的基本原则

任何辐射暴露都会给患者带来风险，因此每次影像学检查都必须利于患者的诊治[6]。术前影像应获得以下3个目标：明确骨量和骨质，确定与修复计

划相关的骨形态，以及鉴别与种植体植入相关的解剖边界或病理结构[7]。任何病例应避免过度医疗及无效拍摄。必须严格控制检查适应证，以防止重复拍摄和/或对患者的过度曝光。

根据SEDENTEXCT项目[8]，牙科锥形束计算机断层扫描（CBCT）的辐射剂量及其风险通常高于传统牙科X射线，但低于多层计算机断层扫描（MSCT）。总体而言，与MSCT[9]相比，CBCT提供了更好的图像质量和分辨率，可实现皮质骨厚度的可视化与结构细化[10]。一些研究表明，来自CBCT扫描的亨氏单位值（HU）与骨密度之间存在相关性，CBCT图像将作为种植体成功的预测指标[11]。然而，其他学者认为CBCT测量结果并不可靠[12]。

掌握邻近相关解剖组织结构是CBCT准确解读的前提之一。尽管很难在文献中找到三维成像的优势（如CBCT），但在手术对神经血管结构的潜在损伤方面，三维成像显著优于传统二维成像（如全景X射线）。应注意的是，引导手术仅依赖于虚拟计划和术前收集的数据。在传统计划中，当术中情况不符合预期时，通过改变种植手术方案以解决种植体位置和角度、类型、长度和直径以及分布等问题。如果临床情况不符合虚拟手术计划，则手术不再由虚拟计划决定，而必须由自由手代替。因此，如果想要用引导手术，则必须拥有可靠的解剖结构信息。这就是利用三维成像（CBCT）来执行虚拟手术的根本原因。

辐射剂量的优化应遵循国际放射防护委员会（ICRP）提出的ALARA原则。该原则规定辐射剂量应保持尽可能低且合理可行剂量（ALARA）。因此，临床医生应用CBCT检查，应遵循个体患者病史和临床检查，并设定具体的曝光和图像质量参数以实现对检查区域的正确诊断[13]。

1.3.2　改善CBCT成像的技巧

虽然拍摄CBCT影像趋于常规，但个性化设置有助于影像医生获得高质量的断层扫描。通常来说，医生间良好的沟通必不可少。因此，要优化日常工作流程，必须考虑一些细节。

1.3.2.1　颌间间距

正确分离受检区的颌骨与对颌组织是极为重要的。通常，拍摄CBCT时，患者处于咬合状态并且设备支撑下颌颏部。这允许患者在检查期间保持静止并避免图像之间的重大变形。基于此，如拍摄的影像，上下颌处于咬合状态，它们之间没有空隙。因此，无法正确区分咬合面和牙尖（图1.13和图1.14）。

为了比较和融合同一患者的颌骨表面扫描和CBCT图像，牙齿解剖结构往往是最佳参考。这意味着，分离颌间间距使得CBCT影像具有清晰的切缘和咬合面，CBCT影像的准确度不佳，无法有效地进行

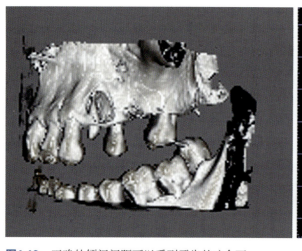
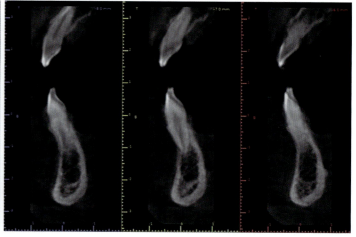

图1.13　正确的颌间间距可以看到牙齿的咬合面

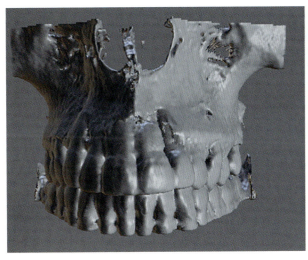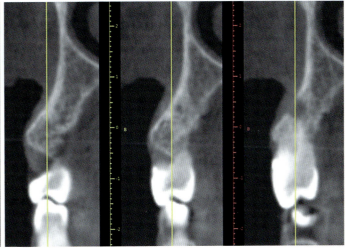

图1.14 错误的颌间间距，无法观察咬合面

虚拟修复设计、正确的蜡型以及手术导板设计。

有时，棉卷可以作为咬合垫以建立所需颌间间距。建议至少保持10mm的距离，而仅靠棉卷难以实现。此外，考虑CBCT之前使用咬合夹板。不需要获得特定的颌骨位置（即中心关系位），而在表面扫描中将获得正确的牙弓之间的咬合关系。咬合记录材料也会干扰断层扫描成像。尽管如此，评估材料的不透射线特性是重要的。

因此，在影像申请单必须明确注明分离颌间距离。

1.3.2.2 软组织隔离

分隔唇颊组织可以帮助改善牙齿、牙槽骨和牙龈轮廓的可视化。通常，在进行CBCT时不考虑周围软组织的位置，唇颊组织与下颌结构相接触。因此，在拍摄时，获得牙龈和相邻口腔黏膜之间的明确的界限几乎是不可能的。当舌头停留在颌骨的上腭和舌侧时也会出现这种情况（图1.15）。

在CBCT中评估轴向图像，利于对牙槽骨和牙龈厚度的正确诊断。如果唇组织向颊侧移位，则可显示骨板的完整轮廓，利于患者诊断以及所述诊断之前的考虑因素。此外，轮廓可视化增强了对表面扫描和DICOM文件之间的图像融合过程的评估（参见"2.3 图像合并过程"）。

最好使用唇部牵开器，也可以使用棉卷进行分

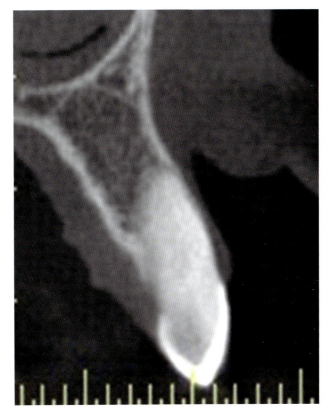

图1.15 正确的颊侧组织分离允许牙龈轮廓可视化。通常，可见上颌与舌头间的简单接触。说明有关舌头位置利于评估图像融合

离，但为了确保组织完全移位。Januário等开发了这种改进颊组织可视化的新方法，以便使用牙科断层扫描来测量其厚度和宽度，并避免使用骨面探查或穿龈探查等侵入性技术（图1.16）[14]。

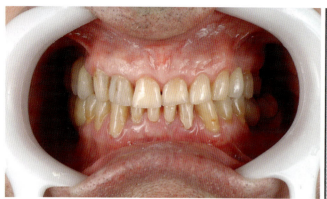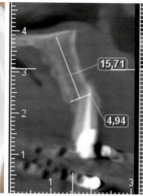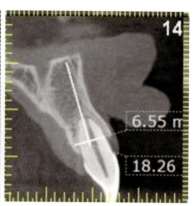

图1.16 由Januário等[14]发表的软组织分离方法

总之，建议让影像医生使用唇部牵开器和棉卷进行拍摄。在拍摄CBCT时，可向患者提供上述材料，如放射导板。

1.3.2.3 视野

视野（FoV）是指患者将被照射的区域。换句话说，它与将在病例中可视化的解剖区域有关。根据设备和治疗的适应证，可以使用不同的视野大小。它们可以分为小型、中型或大型：

- 小视野：其覆盖大约15cm（6英寸）的直径范围，并允许正确显示5颗前牙或3颗后牙。它通常用于牙髓治疗或检查牙周韧带、根折、根尖周病变、根管形态以及阻生牙与周围解剖结构的关系（图1.17）。

小视野具有提供高质量图像并降低3D失真的优势，是CBCT成像中最准确的方法。CBCT设备可以调整其拍摄视野以满足各种需求，也可以设置固定的视野。在此，小视野的CBCT设备需要多次扫描才能捕获完整的牙弓，这意味着患者受到更多辐射。因此，叠加多个扫描以创建单个图像，通常将其视为在水平视图中3个扫描的叠加（前部区域扫描一次，每个后部区域扫描各一次）（图1.18）。

- 中视野：拍摄约23cm（9英寸）的直径范围；视野足够宽。如果拍摄上限定于牙槽嵴水平，则可观察到整个牙弓及更多的根尖组织（图1.19）。如果根尖延伸减少并且患者处于咬合状态，则可以观察到两个牙弓的牙齿结构。然而，在进行模

拟手术计划时，建议对一个牙弓进行可视化、正确的根尖延伸和颌间分离。放大中视野拍摄范围，则可以显示更多牙的牙尖，可作为融合的参考。此外，中视野可用于诊断颞下颌关节的病变。尽管增加了拍摄范围，在评估种植体植入时，中视野在体积精度和图像分辨率方面都显示出与小视野相似的特征[15]。

- 大视野：拍摄约30cm（12英寸）的直径范围，提供整个颅颌面组织的图像。在正颌手术、骨骼异常、大范围病变或创伤病例中尤为重要。大视野可通过一张图像评估颌骨和邻近解剖关键区域，例如上颌窦（图1.20）。

每个视野都可以成功完成种植体规划；然而，当使用大视野时，预期拍摄体积会发生显著变化。尽管这种变化不会影响传统的种植体植入，但可能影响虚拟手术的准确性。如果骨形貌与CBCT图像的不匹配，导板手术则无法顺利备洞。此外，辐射剂量应始终尽可能低。因此，使用大视野应基于成本效益分析（图1.21）。

1.3.2.4 体素大小

体素对于CBCT来说，等同于像素对于照片的意义。虽然像素表示为正方形（二维平面），但体素被描绘为立方体（三维结构）。像素已知的相同概念也适用于体素：像素/体素越小，图像/CBCT的质量就越高。同时，随着体素变小，研究中捕获的细节以及时间暴露和辐射剂量更高。原则上，较小的视野应用较小的体素尺寸，以便从较小的结构中获

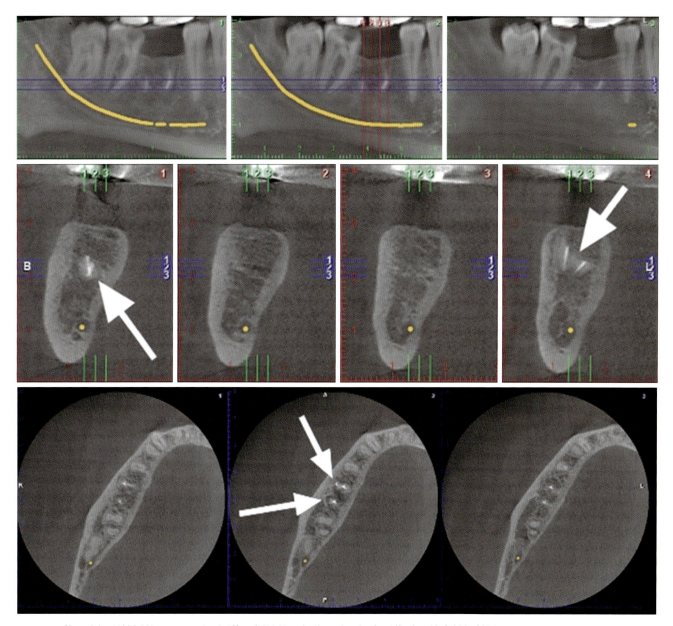

图1.17　使用小视野拍摄的CBCT。可以评估下颌骨的一部分。从而提高图像质量并降低辐射剂量

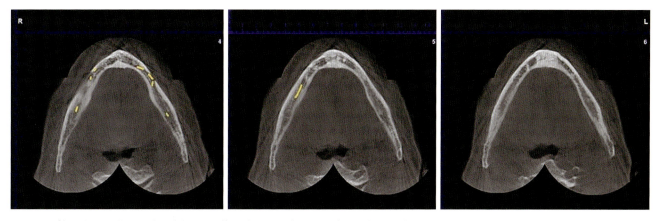

图1.18　使用小视野获取整个下颌骨的图像。在此，叠加了3个单独的扫描。水平视图显示叠加的3个圈形扫描。由于辐射剂量增加，在这些情况下建议使用更大的视野进行拍摄

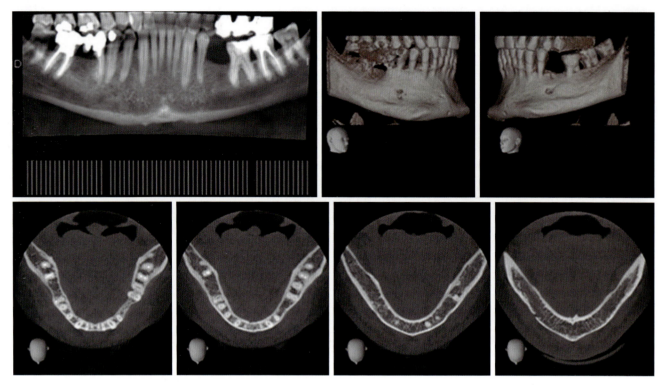

图1.19　中视野拍摄整个下颌骨或上颌骨的图像。如果颌间双颌分开，则无法观察对颌

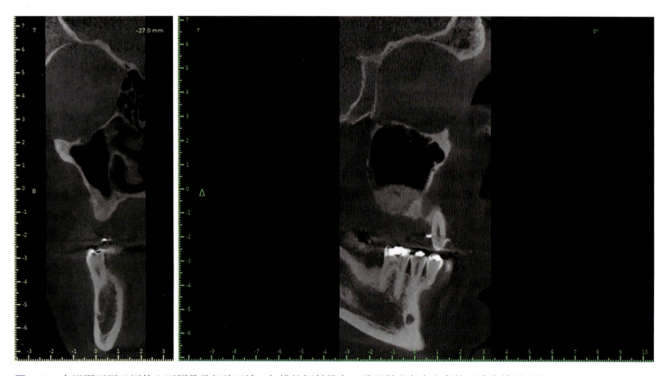

图1.20　大视野可用于评估上下颌骨及相关区域。扫描的辐射量高，需要斟酌考虑患者的"成本效益比"

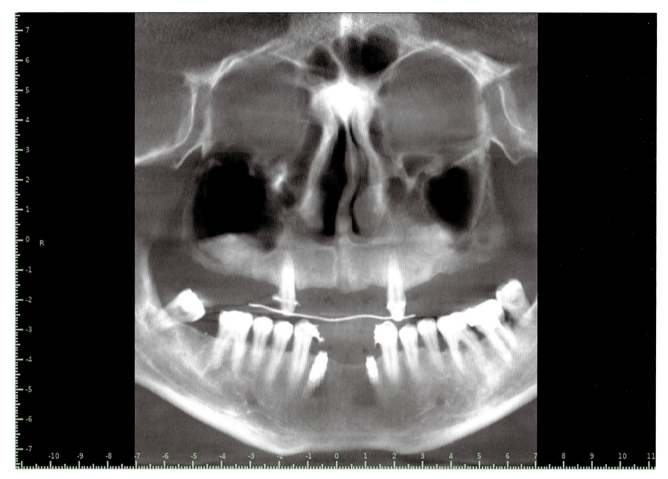

图1.20（续）

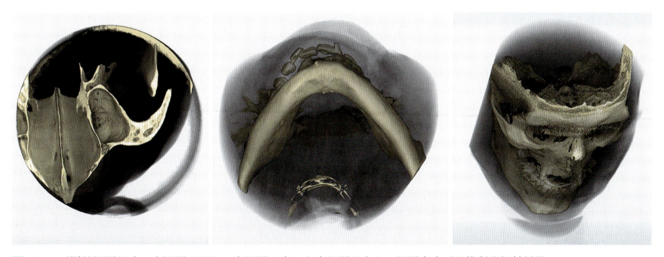

图1.21　不同的视野尺寸。小视野（左）、中视野（中）和大视野（右）。视野大小可以推断出辐射剂量

取信息。因此，视野及其体素大小为默认的。除非特殊病例，在种植修复设计中需要分析牙周膜病变（需要调整体素大小）。

此外，由于较小的体素尺寸需要更多的曝光时间，因此难以保持静止的患者可能需要更快的扫描。通常，必须评估图像质量和辐射剂量之间的平衡。

1.3.3　分割与三维重建

分割是通过断层扫描软件将一个特定的解剖结构与周围组织分开的过程。这是CBCT的一个基本功能，虚拟重建有助于在没有其他组织干扰的情况下评估特定的区域。分割与三维重建过程涉及通过收集患者的连续切片来创建渲染图片。在选定是否分割周围组织的情况下，完成三维重建图像。当然，

若不分离特定组织，由于组织重叠则无法提供清晰的图像。

自动分割是最常用的方法，主要根据两种方式完成：通过选择亨氏单位（Hounsfield Unit，HU）的阈值（每个组织都有一个平均亨氏单位值），或通过选择预先由软件定义的预设渲染配置（图1.22）。

此外，手动方法能准确地分割一个或多个组织的区域。这些技术因软件而异，但一般来说，临床医生需要通过切片来分析以及选择指定重建的区域。最后，完成自定义分割并渲染可视化三维图像。

作为最后一步，渲染图像可以导出为表面图像（即STL文件），以便在其他软件中操作或通过增材方法（3D打印）打印以获得立体光刻模型（图1.23）。这个过程将在第二部分讨论。

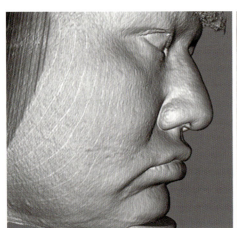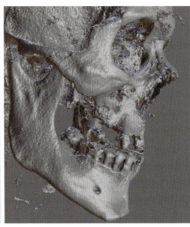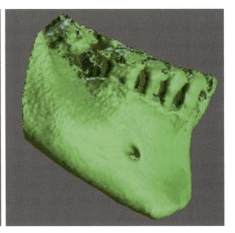

图1.22　具有组织叠加（未分割）的初始三维重建（左）；通过亨氏单位值定界自动分割以仅可视化硬组织（中），以及自定义分割以分离下颌骨的特定部分（右）

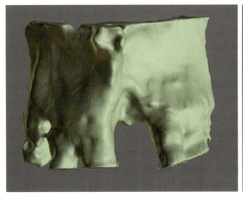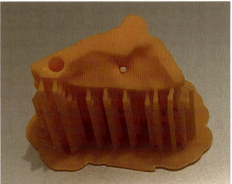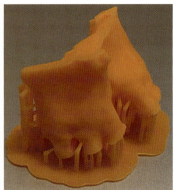

图1.23　个性化图像分割以及表面模型的3D打印

第2章　CAD：计算机辅助设计

CAD: Computer-Assisted Design

Nicolás A. Rubio

2.1　前言

在数字化口腔种植学中，具有两种不同的口腔应用软件，即修复规划软件和种植体规划软件。前者主要由口腔技师所使用，后者则由口腔医生用于可视化CBCT图像、计划种植体植入以及设计手术模板。

外科医生使用种植体规划软件通过断层切片导航图像并使其可视化。程序可设定各种参数：包括全景曲线、切片之间的厚度、骨密度阈值、亮度和对比度。此外，模拟虚拟种植体的植入，为种植手术做充分规划。

最终，在实现诊断和虚拟种植体植入后，制作手术导板以在手术过程中重现所做手术规划。设计的种植导板通过患者的虚拟模型进行规划，导板可通过牙、黏膜及骨组织进行支撑。

在软件库中可选择种植体品牌、型号、长度和直径。钻孔系统由所选择的种植体决定，但也可按需修改。因此，种植手术所使用的器械将取决于软件设置的参数。

了解计算机辅助设计本身有助于临床医生认识到先前数据收集过程的重要性。因为外科医生通常熟悉断层扫描查看器，种植体规划软件的学习难度往往比修复规划软件更低。

2.2　规划软件

尽管两个程序（修复和手术软件）基本上都是CAD程序（为设计而开发），但口腔医学中的术语"CAD软件"通常是指用于设计修复体、咬合夹板、基台和其他修复体。区分修复规划软件（图2.1）和种植体规划软件（图2.2）是很重要的。在本书中，重点将放在CBCT图像可视化和虚拟手术程序设计上，即种植体规划软件。

如第1章所述，在这些程序中有着两类文件格式，一种用于评估骨组织的解剖结构（从CBCT图像中提取的DICOM文件）（图2.3），另一种用于执行修复设计并制作引导手术导板（STL文件，口内或口外表面扫描的等效文件）（图2.4）。因此，如果仅将DICOM文件上传到种植体规划软件中，临床医生只能够分析病例、测量距离或放置虚拟种植体，但无法确定精确的修复计划（数字蜡型和未来牙冠位置），以及设计手术模板[1]。

每个文件仅允许进行一项工作；为了充分利用设计软件，需要两种格式文件。完整的患者诊断包括从患者初始情况获取所有信息，以预测术中风险、评估植入位点条件并确定最佳治疗方案。口腔数字化诊疗意味着需收集更多患者信息，在术前阶段花费更多时间来提高诊断，以减少临床时间并且提供更符合预期的治疗。

N. A. Rubio (✉)
Universidad de Buenos Aires,
Ciudad Autónoma de Buenos Aires, Argentina

© Springer Nature Switzerland AG 2021
J. M. Galante, N. A. Rubio (eds.), *Digital Dental Implantology*,
https://doi.org/10.1007/978-3-030-65947-9_2

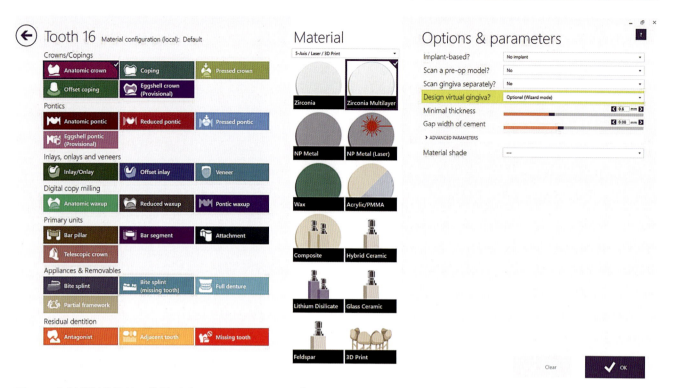

图2.1　修复规划软件的工作界面（CAD program，Exocad®，GmbH）

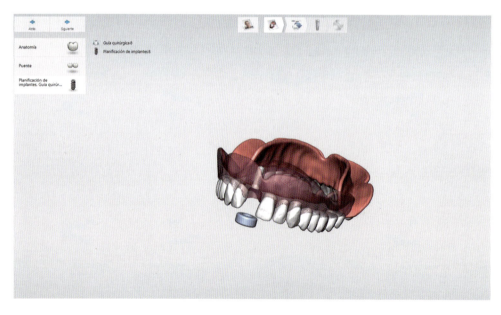

图2.2　种植体规划软件的工作界面（CBCT查看器与虚拟种植体植入软件，Implant Studio®，3Shape）

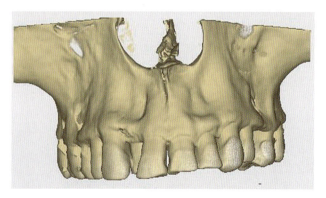

图2.3　来自患者CBCT的DICOM文件

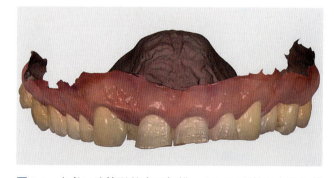

图2.4　患者口腔情况的表面扫描。此DCM文件包含附加信息，例如颜色，并且可以转换为常规STL文件

2.2.1　应用软件

在市场上，我们很容易遇到不同的软件选择：免费演示程序（通常称为"查看器"）开源软件和完整版程序。

- 断层扫描查看器：一般来说，查看器、患者数据及病例资料将共同储存于CD刻录及便携式设备中。基于所使用的断层扫描设备，提供对应品牌的免费版本；即Planmeca设备使用Romexis® Viewer，一个规划软件的初阶版本，仅允许通过断层扫描进行导航（图2.5）。另外，完整版的Romexis®可以购买软件以访问所有功能。此外，由于所使用的通用语言：DICOM文件，可将在相应查看器中相同的可视化文件导入第三方软件。

- 开源软件：目前开源软件被广泛使用，免费的种植体规划软件可以从互联网上下载并提供丰富的功能。这是进入"数字世界"的一个非常好的渠道，这些软件几乎不需要任何成本，并且可以让临床医生浏览DICOM文件、生成简单的蜡型作为修复计划、放置虚拟种植体，并通过表面扫描设计手术模板。总之，与传统的影像评估或传统的断层扫描查看器相比，外科医生可以通过这些开源程序获得更多信息，且不会产生任何花费。这些开源软件可以进行全流程种植导板的设计，但导出设计则需收费。也就是说，为了获得STL文件以使用CAM程序制造手术导板，程序需要导出该文件。虽然计划是免费的，但导出文件需要收费。此操作类似于在PowerPoint或Keynote上设计演示文稿，而无法保存项目并使用投影仪进行再现。尽管如此，导出文件的成本很低，并且几乎不需要任何投资，开源软件是实现数字规划的不错选择。最常用的开源软件是BlueSkyBio®（图2.6）。

- 种植体规划软件（完整版的软件–付费版本）：开源软件存在蜡型差等局限性，时而具备多截面的扫描、CBCT自定义分割、不同钻孔系统组合等优点。然而，没有经验的临床医生无法掌握这些程序所提供的诸多功能及其组合。此外，多种设计选项可能会导致手术引导治疗的错误和潜在风险[2]。因此，在完整版程序中提供了高级界面，为临床医生一个简单的操作流程，从起初文件的上传到最终的导板设计。模拟手术植入能确保理

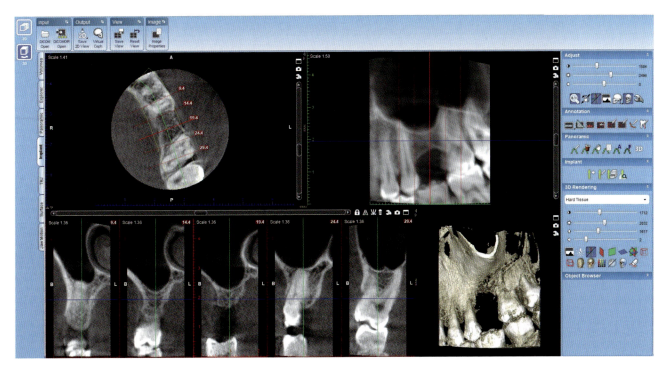

图2.5　Planmeca的CBCT查看器（Romexis®）

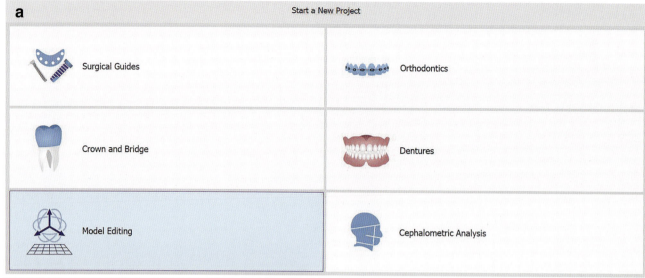

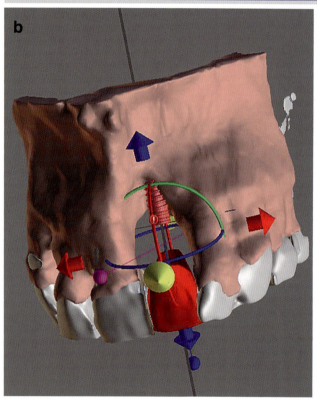

图2.6　使用开源软件（BlueSkyBio的BlueSkyPlan 4®）进行虚拟种植体规划（a，b）

想的治疗效果，并提醒临床医生注意潜在的不当或手术风险（图2.7）。图形直观，且操作简易（图2.8）。最终，数据会生成一个STL文件，用于导板的制作（图2.9）。尽管整个设计过程操作简便，但这些软件中无法完成个性化的设置。总之，完整版的软件提供高质量的图像和便捷的操作界面，以最大限度地降低潜在误差并提供可控的结果，但仍无法对种植体规划方案的个性化设置进行修改。譬如：无法制备个性化种植窝或采取不同的钻针系统；无法分割断层扫描以创建打印模型。此类种植体规划软件，通常包括：3Shape®的Implant Studio®；Dental Wings®的CoDiagnostix®；GmbH®的Exoplan®。

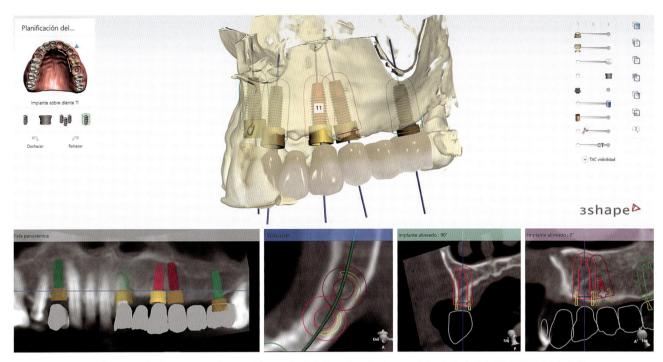

图2.7　显示种植体接近解剖危险区（红色），同时准许适当的距离（绿色）。为每个临床病例设定默认距离参数

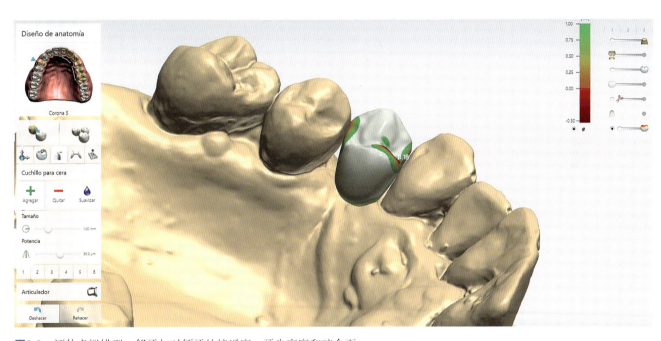

图2.8　评估虚拟蜡型、邻牙与对颌牙的接近度、牙尖高度和咬合面

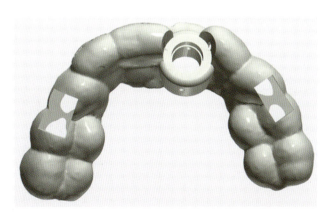

图2.9　软件导出的STL文件，用于模板制作

2.2.2　软件间的数据交互

如前所述，软件之间的交互完全依赖于相同语言的应用。虽然所有软件都支持一种通用语言（标准曲面细分语言或STL），但每个程序都可以使用其特定的语言；比如，3Shape软件使用DCM文件。使得软件可支持两种文件格式，进而进行计划手术规划（图2.10）。但是，在完成种植手术规划后，软件可生成STL文件，用于导板的制造。然而，软件将所有的计划信息（虚拟蜡型和种植体位置）保存于其特定的语言。虽然其他半开放的系统允许软件间的信息交流，但部分信息会被丢失。此外，种植手术软件与修复软件间信息传递也存在数据丢失。

举例说明，如果使用种植体规划软件（3Shape Implant Studio®），表面扫描数据可由STL文件或DCM文件（来自3Shape的Trios扫描仪）上传。DCM将携带颜色等附加信息，STL文件仅保留表面形貌的信息（图2.11）。完成设计后，将以通用语言（STL）导出模板设计。此外，修改后的表面扫描文件（如颌骨和种植体）将以DCM格式导出。为了进行全数字化修复治疗，若制作用于即时种植体负载的临时牙冠，需要使用同一品牌（3Shape）或其他支持DCM文件的CAD修复软件。修改后的表面扫描文件包含种植体的位置和修复计划的虚拟蜡型，两者都是进行数字化修复流程所必需的文件。

反之亦然，譬如，当使用Exocad软件（最常用的CAD软件）设计种植体相关的牙冠/固定桥/义齿时，进而将设计导出到手术计划软件（Exo-plan®），以协同方式进行种植体植入和修复体的修改。相反，如果想要使用其他手术计划软件，例如DDS Pro®，则应从Exocad导出一个包含修复体的新STL文件。因此，初始表面扫描将被新模型所取代。临床医生应注意，新的模型须提供足够的信息才能与CBCT图像合并（图2.12）。尽管可行，但配准技术需更多的软件操作经验，以消除数字化流程中的障碍。

2.2.3　计算机辅助设计的工作流程

尽管每个计算机辅助设计软件都有各自的特点，但所有系统均为用户提供了类似的工作流程[3]。一旦掌握所需的方法，临床医生可以轻松使用任何软件。总体步骤包括：

- 工作设定：这一点看似微不足道的任务，却与路径选择息息相关。通常软件能选择牙冠/固定桥的虚拟设计、种植体分布和引导或非引导手术。不正确的工作定义通常会导致不需要的路径，使软件无法上传STL文件，如：设定没有虚拟蜡型的非引导植入手术。因而在指定导板设计或虚拟蜡型时，需要上传STL文件（图2.13）。
- 文件上传：基于工作设定，软件将要求用户上传CBCT图像和/或表面扫描数据。如前所述，如果不需要虚拟蜡模或导板制造，则不需要STL文件。不过，可以上传其他文件以获取更多患者信息（图2.14）。

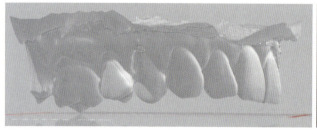
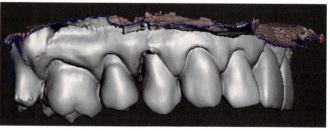

图2.10　同一个数字化模型以不同的扩展文件方式存储。用Emerald®扫描仪（Planmeca）获得的PLY文件（左）以及对应的STL文件（右）。两个文件均由扫描仪导出。3Shape软件仅上传STL文件，该软件只支持STL格式（通用语言）和DCM格式（其特定的语言）

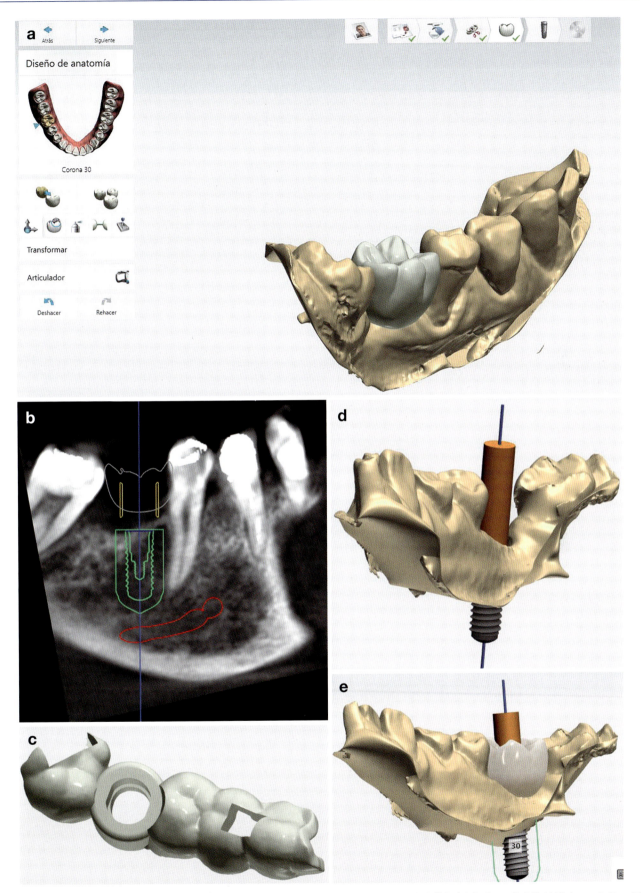

图2.11 通过兼容格式（STL）上传与图2.10相同的临床病例。虚拟蜡型（a）和种植体规划（b）。手术模板导出STL文件，用于打印或铣削（c），种植体位置（d）和用于制造修复体的牙冠蜡型（e）导出DCM文件。因此，需要完整的软件程序（手术和修复软件）以生成动态工作流程

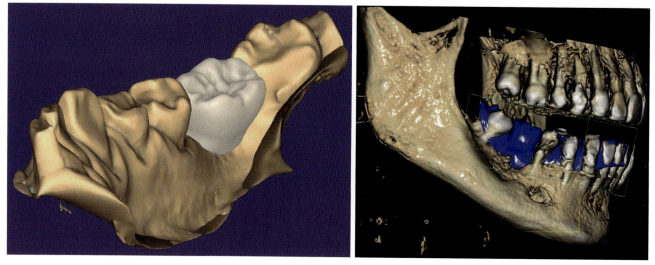

图2.12 采用相同的临床病例来解释不同的软件间的数据交互。首先，将表面扫描的结果上传到CAD软件（Exocad®），如牙冠蜡型（左）。其次，以STL格式导出一个新文件（模型和牙冠设计）。最后，将此最新文件导入手术规划软件（DDS Pro®），并基于邻牙整合CBCT数据和新的表面扫描数据（右）。注意：DICOM文件中不存在牙的蜡型。存在多个参考点在这一病例中，使得软件交互上可行

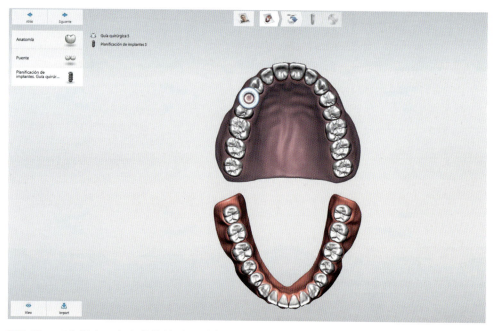

图2.13 工作设定。在这种情况下，14被指定。通过虚拟蜡型功能（需要上下颌表面扫描数据）模拟单颗种植体的外科植入（需要CBCT数据），进而制作外科导板（需要上颌表面扫描数据）

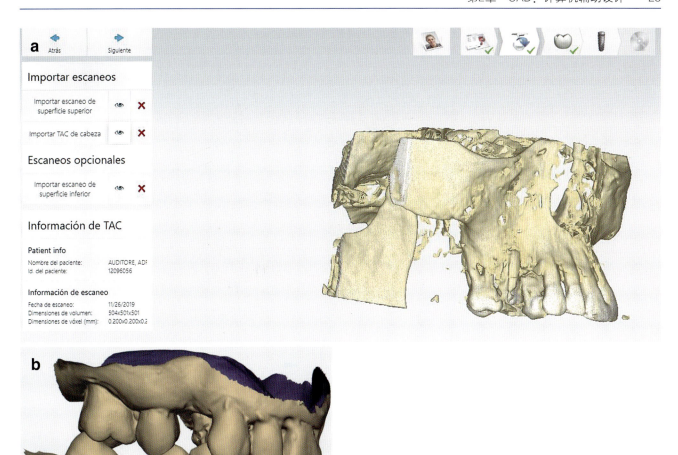

图2.14　基于工作设定，上传CBCT数据（a）以及上下颌表面扫描数据（b）

- 文件裁剪：此步骤将减少图像信息，尤其是在扩展的DICOM图像中，有助于临床医生专注植入位点的评估，并减少用于导航和存储的内存。应注意在裁剪后的DICOM文件中保留足够的牙齿结构，以利于与STL文件的合并（图2.15）。
- 全景曲线的设定：在检查CBCT时，必须绘制一条全景曲线，该曲线位于牙槽嵴中心水平处。这一曲线用于确定轴向视图，将模拟种植体的虚拟植入（图2.16）。
- 下颌神经管的界定：在下颌种植规划时，明确在植入过程中种植体与下颌神经的安全距离是必不可少的。
- 虚拟蜡型：基于修复为导向的种植修复设计，在

种植体植入前，使用数据库提供的牙冠并调整至所需的临床情况。虚拟蜡型的设定可在CBCT图像处理前后（包括裁剪、全景曲线和神经管的设定）（图2.17）。
- 图像合并：虽然一些软件提供自动匹配，但此步骤通常需要识别STL和DICOM文件中存在的共同解剖点。准确配准是获得良好结果的关键步骤之一（图2.18）。
- 种植体植入：在整个CBCT轴向切片中，进行种植体的选择和定位以及评估牙冠的轮廓外形。此步骤需要掌握与传统种植体植入相同的专业知识。虚拟植入的主要优势在于预先选择种植体品牌/型号或长度/直径，以适应临床情况需求。此外，软

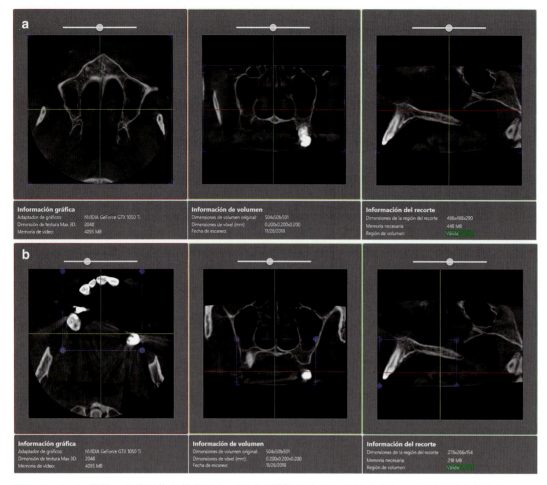

图2.15   CBCT裁剪。随着图像文件的减少，所需的计算机内存（以绿色突出显示）而相应变化（a，b）

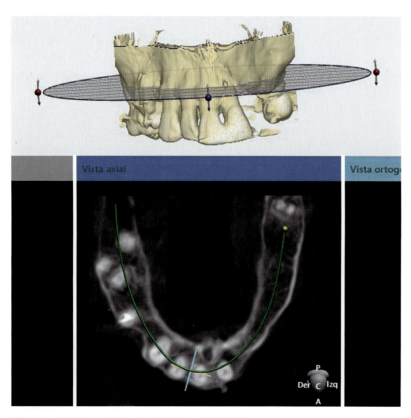

图2.16   确定全景曲线，以进行轴向可视化切片

图**2.17**　牙齿虚拟蜡型

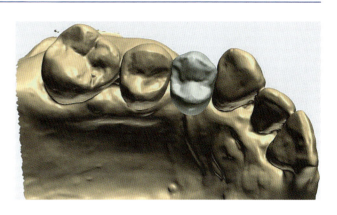

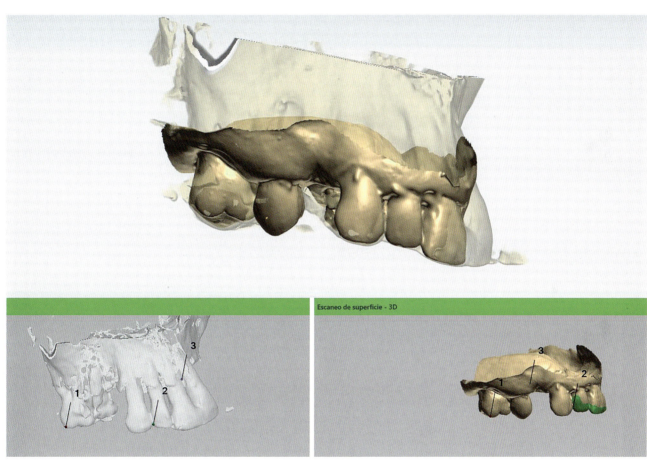

图**2.18**　CBCT数据与表面扫描数据的合并

件中预设了一个安全边界，以检测种植体与相邻的神经管的接近程度，进而修改种植体参数，制订个性化的手术方案（图2.19）。

- 外科导板制作：与传统夹板一样，导板应避免倒凹区域，以保证导板顺利使用。因此，在软件中确定就位道，并绘制导板的轮廓范围（图2.20）。在此步骤中，可自定义导板的参数，如导板与牙齿之间的空间（适合性）、种植体平台到套筒的距离（偏移量）、材料（导板）厚度、

制造设置（DLP、SLA、铣削系统）以及导板与套筒之间的空间。此外，可将其他项目增加到导板中，例如检查窗以评估正确的佩戴、设定加强杆或加固结构以及其他个人信息资料（例如患者姓名或其他相关信息）。根据加工方法以及材料分析导板设计的每个方面。

- 确认和文件导出：将生成手术报告包含钻孔顺序和虚拟规划，便于检查及确认（图2.21）。然后，导出STL文件，内含铣削或打印导板所需的

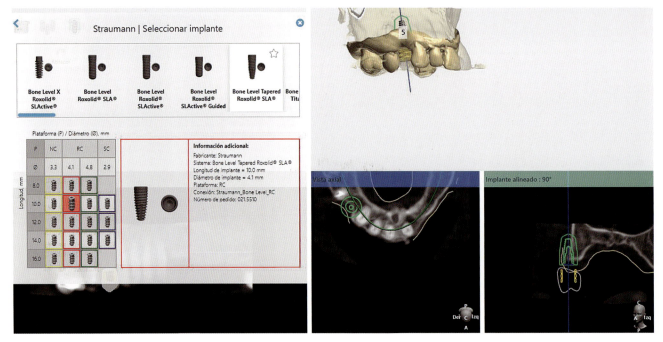

图2.19　在多视图中进行种植体选择和安全边际评估，以确保正确的临床效果

信息。出于法律原因，有些程序不允许临床医生在项目确定后修改手术计划。此外，还详细列出了手术本身所需的材料清单，包括：按计划进行手术所需的种植体、钻针系统以及套筒。

2.3　图像合并过程

整个数字化种植规划路径中最果断和最细致的步骤是CBCT图像（DICOM文件）和表面扫描（STL文件或类似文件）之间的融合。如前所述，以双重方式进行手术规划：一方面，通过CBCT的可视化将虚拟种植体植入骨内。另一方面，通过设计导板进行种植窝预备，将虚拟设计转移至患者颌骨内。导板的设计必须是一个规整的模型；因此，通过CBCT图像重建的牙齿和黏膜无法作为虚拟模型，且缺乏准确性。为此，需要进行表面扫描。

因此，如果在一个图像（DICOM文件）上规划种植体的虚拟植入，而在另一个图像（STL文件）上进行导板设计，则必须仔细关联这两个图像。

需着重强调在图像合并过程中发生的误差不会终止数字化工作流程；若未发现该误差，设计误差将转移至外科手术中。具体来说，由于虚拟手术基于CBCT图像，同时导板设计基于表面扫描数据，故保证外科导板的适合性。然而，在合并过程中产生误差的情况下，钻针的位置并非是设计的种植窝。考虑到此基本原理，在进行种植窝预备前，临床医生难以察觉到存在的误差。

图像合并通常包括两个步骤，在两种图像中识别共同标记点，直接合并识别和手动调整。根据临床情况，检测到的点可以是解剖牙齿结构或阻射的指示点。

2.3.1　三点识别（自动对齐）

当牙齿结构完整时，解剖牙冠就被用来固定对齐点。为此，会弹出两个窗口，向用户显示表面模型与CBCT的三维重建（3D渲染）。在两个窗口中都选择了3个尽可能远离的匹配点（图2.22）。若图像既规整又具有足够的牙齿结构，则软件可进行自动对齐。对于软件而言，自动对齐是最复杂的运行。尽管如此，手动确定位点可帮助软件比较和匹配牙齿形态。虽然是一项简单的操作，但可考虑以下因

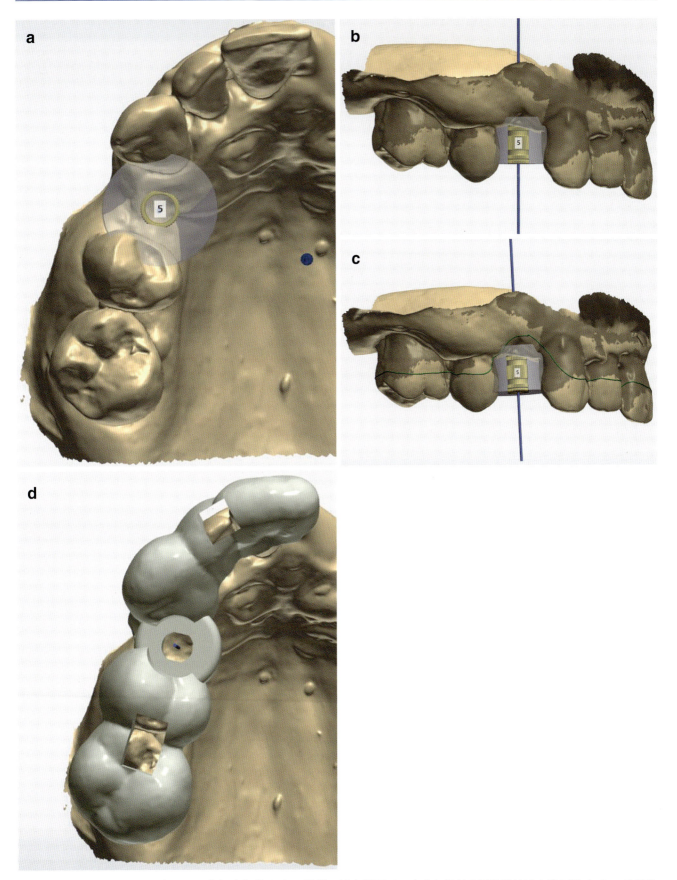

图2.20　导板的制作。从咬合面视图确定就位道（a）。阴影区域为倒凹区，应避免导板范围的设计进入该区域（b）。导板边界的界定（c）和增加检查窗口以评估导板的适配性（d）

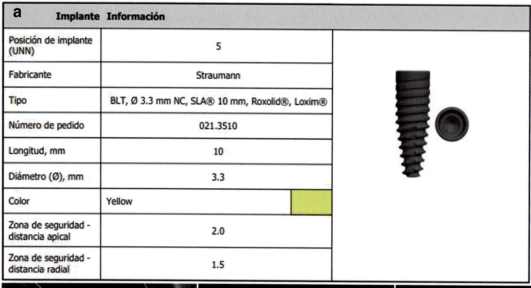

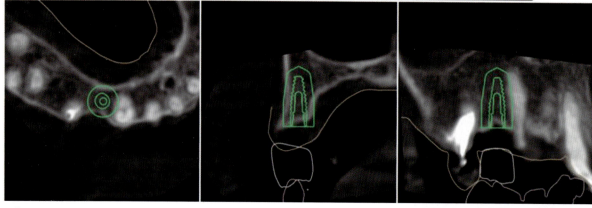

Implant position	Implant Art. No.	Implant	Sleeve Art. No.	Sleeve	Sleeve height	Sleeve position	Basic implant bed preparation		
							Milling cutter	Guided drill	Cylinder of drill handle
5	021.3510	BLT, Ø 3.3 mm NC, SLA® 10 mm, Roxolid®, Loxim®	034.052V4	Ø 2.8 mm Sleeve	6 mm	H4	Ø 2.80 mm	Medium 20 mm	N/D

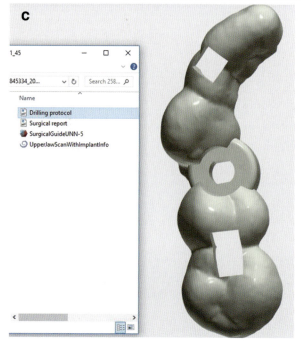

图2.21　手术和钻孔的报告（a，b）。最终确定的手术导板以及文件导出（c）。请注意：手术及钻孔的报告以PDF文件格式导出，便于可视化或打印。此外，手术模板以通用STL格式导出，用于铣削或打印（见第3章），而有关种植体位置的信息，则以特定文件类型（DCM文件）导出，仅由3Shape软件使用（见第2.2.2节）。

素来改进匹配过程：

- 组织密度：调整密度阈值消除软组织，同时准确显示牙釉质、骨骼和牙骨质，尤为重要。在拍照CBCT时，通过调整亨氏单位值（HU）选择组织密度，有助于准确地分离不同组织（图2.23）。

- 放大和定向：以设定稳定点为目标；因此，放大图像有助于比较和合并选定点的精确位置。此外，临床医生应尽量在两个图像中保持相同的准确性。因此，在选择每个定点时，图像大小和方向都应尽可能调整得相似（图2.24）。

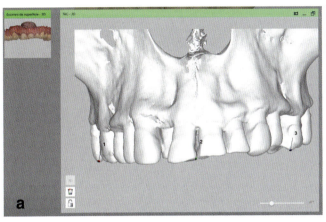
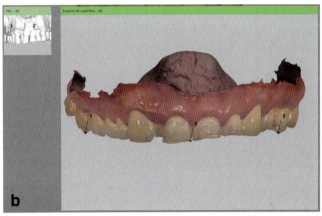

图2.22　每个图像中各选取3个共同匹配点，并开始自动合并过程（a，b）

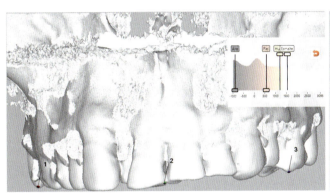
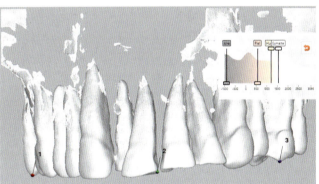

图2.23　低密度阈值配置（左）会产生散射图像，软组织干扰会阻碍两个图像的融合。高密度阈值设置（右）会消除骨骼形态并留下牙齿结构，尤其是在上颌骨。然而，如果阈值调整得太高，牙齿的浅表解剖结构可能会变得模糊

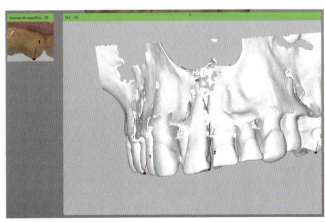
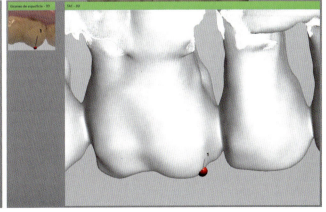

图2.24　不同的角度和放大倍数会混淆临床医生。使用不同的视图（左）选择一个点以类似于表面扫描中的点位置（16牙位）。放大和旋转图像时，临床医生可能看到错误的位点（右）

- 牙尖的选择：牙冠的颈部（如外形最高点），不是最佳匹配部位，因为它们只能在表面模型中清楚地确定。HU值通常设置为隐藏软组织，因此无法看到牙龈边缘。此外，中间区域不是CBCT重建中明确的定位点，因为来自相邻牙釉质的图像可以叠加。牙的颊尖，尤其是尖端，是匹配过程中的主要选择（图2.25）。天然牙齿优于修复体。由于修复体断层扫描伪影导致的图像散射，金属物体无法用来进行匹配。

2.3.2　手动调整

在匹配稳定点和合并图像之后，必须仔细检查结果。在某些软件上，匹配值的彩色刻度采用布尔差异处理，以显示合并过程的结果（图2.26）。此工具有助于识别不匹配区域进行纠正。

即使没有该类工具，通过滚动CBCT切片以观察与断层扫描相关的表面扫描轮廓，也可以确认匹配的结果。STL文件显示为提示图像，以改进这一评估结果（图2.27）。

若合并过程未成功实现，则采用新的对齐点（有时可以添加更多点）来校正定位。此外，可操纵、移动和旋转表面扫描以适应所需的位置。在牙量少且缺牙区域导致不匹配的情况下，上述这种操作比较有效。同时，额外的不透射线指示点（放射导板）可能是一个很好的解决方案。然而，在没有这些指标的情况下，通过上腭以及相邻的附着黏膜验证和手动调整扫描的位置。同样，CBCT拍摄时分离软组

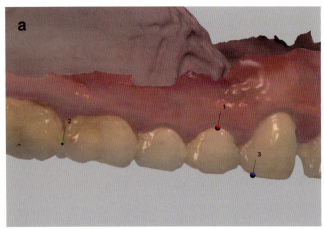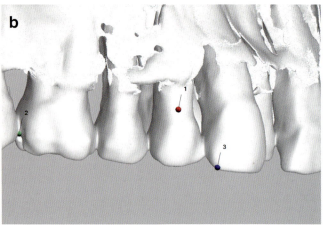

图2.25　由于CBCT图像的叠加（如点2），近端区域是冲突区域；由于软组织在此步骤中被消除（点1），因此在CBCT中也无法区分牙冠颈部区域。尖点是被选择的区域（点3）（a，b）

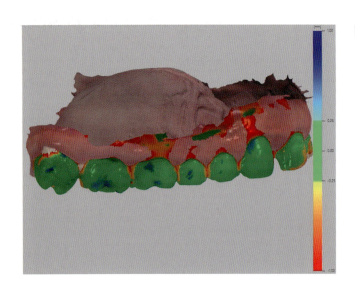

图2.26　用彩色刻度表明约0.25mm的匹配结果

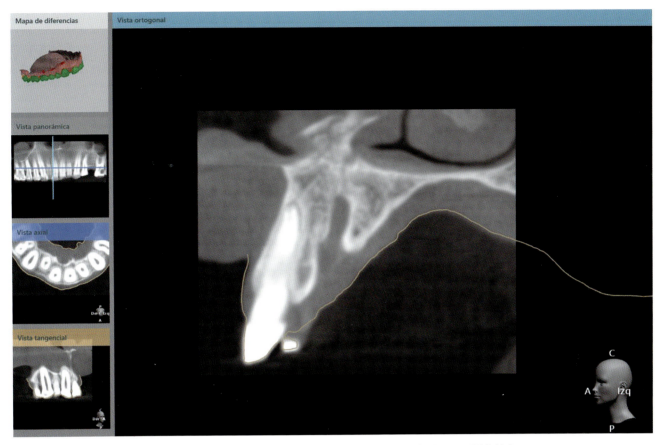

图2.27 表面扫描的提示在CBCT切片上重叠。分离软组织利于评估，也易于区分牙龈和上腭的轮廓

织为临床医生提供了良好的牙龈轮廓的可视化。

在无法通过对齐点正确地合并图像或无法依靠额外的指示点情况下，必须将手动调整作为最终解决方案。

2.3.3　额外的阻射指示点

较大的缺牙间隙，如一个象限的后牙缺失，可能不利于合并过程。在这些情况下，可以使用放射导板来提供一个或多个阻射的点作为对齐点。由于这些点也必须存在于表面模型中，扫描过程必须收集患者颌骨的信息。建议在放射导板上做一个凹槽并在填充阻射材料前进行扫描。在此，表面扫描中可视化的凹槽，将对应于CBCT扫描中可视化的阻射点（图2.28）。

重点强调的是，STL和DICOM文件必须包含相同的信息；也就是说，如果患者要使用放射导板，则需用放射导板进行口内/口外扫描。

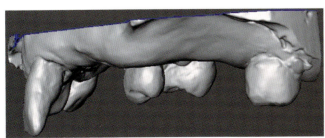
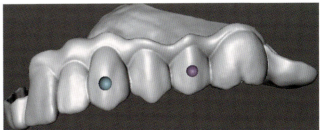

图2.28 患者的初始情况（左）和数字化设计的放射导板（右）。制造23和25牙位中的凹槽，以填充阻射材料作为额外的对齐点

2.3.4　无牙颌患者的图像合并过程

如前所述，软组织的结构不利于图像合并过程。因此，无牙颌患者的图像合并是一个真正的挑战。临床医生需要依靠阻射指示点，而不是牙齿对齐点。此外，外科医生必须获得义齿下黏膜的信息，因为这将作为放射导板的基托。放射导板需要解决义齿基托的外表面（牙齿分布）、义齿基托的组织面（黏膜基底）以及填充阻射材料的凹槽形状。由于扫描仪无法同时复制外表面和组织面，因此现在更常用两种技术来解决这个问题。

2.3.4.1　阻射点的对齐

在该技术中，使用患者原先的义齿，由先前蜡型制作的义齿或者采用复制义齿作为放射导板。拍摄CBCT前，临床医生应检查义齿的组织贴合、支撑和咬合关系。当使用患者原先义齿，应在咬合力下重衬基托，以保证义齿与黏膜贴合可重复性。因此，一旦义齿贴合，可制备凹槽并填充阻射材料，如牙胶。不推荐使用金属材料，因为放射设备会产生伪影失真（图2.29）。需要沿着修复体分布少量的阻射点（4个或5个）。CBCT需要进行两次扫描。

第一次CBCT图像为佩戴义齿在咬合情况下的颌骨解剖结构。第二次仅为义齿的CBCT影像。在此，患者只需进行一次CBCT，而第二次则是单独对义齿进行扫描。导出了两个不同的DICOM文件[4]。

由于DICOM文件可以收集多个切片以重建三维实物，因此义齿扫描将被转换为三维对象（渲染）。与来自扫描仪的STL文件相比，主要缺点为低质量的表面重建。然而，该步骤的优点是：具有义齿的体积图像（内外表面），且具备阻射标记的信息，以上信息与患者CBCT影像中出现的信息相同。

通常，软件需要遵循不同的途径才能进入此工作流程。应确定最初的工作选择是否需要黏膜支撑导板（无牙颌患者）来上传义齿CBCT并将其复制，作为立体渲染；而不是通过表面扫描的放射。由于CBCT可通过确定HU值来调控组织可视化，可设置低值以显示修复体，设置高值以显示用于比较图像的阻射标记（图2.30）。制造精确的阻射参考点以避免混淆，尤为重要。一些专家建议使用阻射线而非阻射点，通过阻射线的起始点作为参考点。

正如预期的那样，由于标记选择几乎是自动完成的，合并过程相对简单。最终，一旦图像合并完成，义齿的组织面实际上被复制作为患者的口腔黏膜（图2.31）。换句话说，义齿的组织面将被用以创建手术模板。这意味着必须获得正确的义齿适合性。

根据笔者的经验，提出一些建议：

- 修复体重衬材料的硬度应等于或近似于义齿材料，其作为渲染过程中被检测为一个表面。不建议使用黏膜调整材料（如软衬材料）。
- 义齿CBCT应在特定的基底上进行，通常由CBCT设备提供。如果没有这种聚苯乙烯底座，宜使用低密度材料（如纸或聚苯乙烯）将义齿与丙烯酸底座分开，以利于渲染过程中的义齿分割（图2.32）。
- 凹槽和标记宜浅且整齐。过长的圆柱形标记往往会产生混淆。圆形、简洁、中等大小的孔是首选。推荐使用2mm车针制备的半球体形状。
- 口腔技师可在对义齿成像时改变辐射剂量和切片之间的距离，以获得更好的渲染质量。其中，减少切片之间的距离有助于提供更高质量的渲染，并且对患者不产生额外辐射。

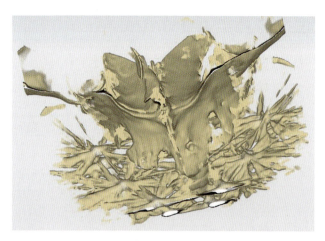

图2.29　在放射导板中的金属参考点产生放射伪影

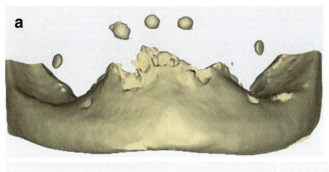

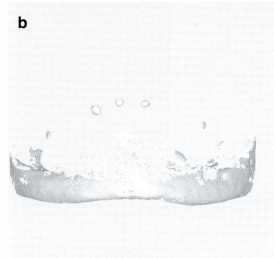

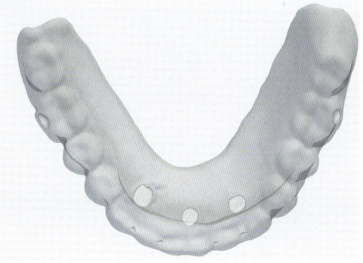

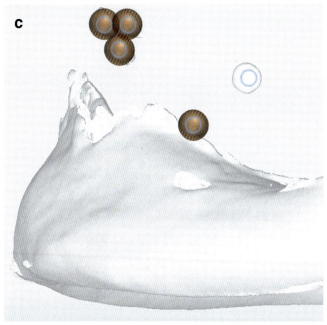

图2.30 阈值调整有助于在没有散射的情况下可视化阻射点（a，b）。若标记整齐清晰，软件将建议选择直观的点（c）

2.3.4.2 三重扫描技术

尽管采用双CBCT技术进行计算，但义齿渲染的图像质量较低，影响了手术计划的准确性[5]。因此，还有另一种选择，通过表面扫描记录义齿基托的外表面（牙齿分布）、义齿基托的组织面（黏膜基底）以及填充阻射材料的凹槽形状。

首先，需要一个无牙颌的石膏模型，将义齿放置在正确的位置（理想情况下，一个由义齿本身制成的石膏模型）。应在模型底部标记，远离义齿区域（图2.33）。按照先前描述的方法在义齿表面制

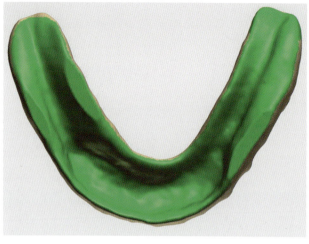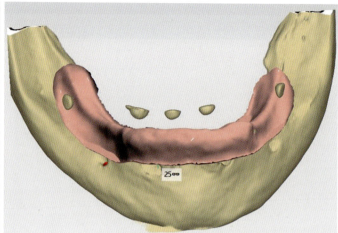

图2.31 通过复制义齿基托以虚拟手术导板的牙龈面组织

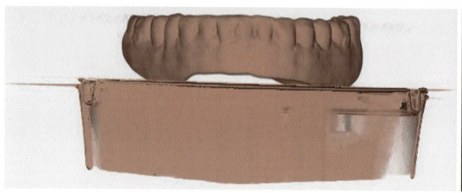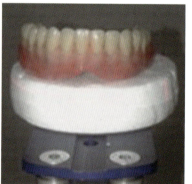

图2.32 CBCT影像：患者义齿放置在丙烯酸底座上（左）。由于义齿和基部的密度相似，这两种结构之间难以分割。推荐使用透射性的底座（右）

备凹槽。使用扫描仪对模型进行第一次扫描，以获取有关用于导板基托的黏膜信息。将放置到模型上的义齿进行第二次扫描。扫描期间凹槽应为空置。接着，用阻射材料填充凹槽，并佩戴义齿仅进行一次CBCT拍摄。

合并过程主要通过模型中的标记叠加两个扫描，以获取内表面与外表面。其次，STL文件中的凹槽图像与CBCT中的阻射点相关。因此，所有3个文件都是相关的，用于指导种植体位置（CBCT和外表面）以及制作黏膜支撑式导板（内表面）（图2.34）。

这一技巧增加了操作的准确性，但需要使用扫描仪和更多的软件应用经验。

2.4 数字蜡型

在谈及数字蜡型时，有两种选择（直接蜡型与间接蜡型）均可以达到预期的效果，每种各有其局限性和优势。

2.4.1 直接蜡型

种植体规划软件可在患者表面扫描数据上模拟虚拟牙冠。部分软件甚至可在CBCT渲染中定位虚拟牙齿。最高级的软件允许临床医生调整牙齿的某些方面，如轮廓、萌出、牙尖高度和咬合解剖结构，而基本的软件只允许移动、旋转牙齿以及改变牙齿

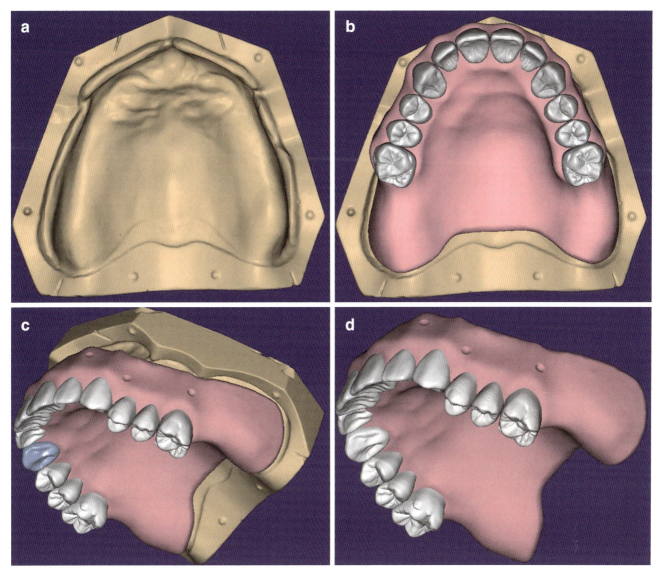

图2.33 第一次扫描提供了黏膜表面（a），还包括模型外围的一些标记。第二次扫描提供了修复体和模型之间的关系，以及修复体的内表面和外表面（b，c）。在这种情况下，全口义齿被设计为数字化打印，且凹槽也被数字化制备，以填充阻射材料（d）

大小。

　　一般来说，在现代种植学中，为实现以修复为导向的种植手术，必须制备牙齿蜡型。这是模拟种植体植入的必要步骤。这也意味着，虽然虚拟蜡型并非为临时牙冠制造做准备，还是需要蜡型的制备。此外，手术规划软件无法完全提供修复体的设计。因此，在完成手术计划后，需要将包含种植体的颌骨信息导出到CAD（修复）软件，以选择或设计基台并制作所需的修复体。这种修复软件允许临床医生确定边界线、控制材料厚度、设置材料配

置、确定粘接剂的间隙以及其他特征。

　　着重强调：两个软件程序都需要兼容，以允许数据传输（见第2.2.2节）。

2.4.2　间接蜡型

　　如上所述，在种植体规划软件中完成虚拟蜡型存在其局限性。通过修复软件完成更复杂的设计。此外，这些软件之间的兼容性是必要的。若牙解剖结构和分布等临床参数发生改变，对多单位的修复

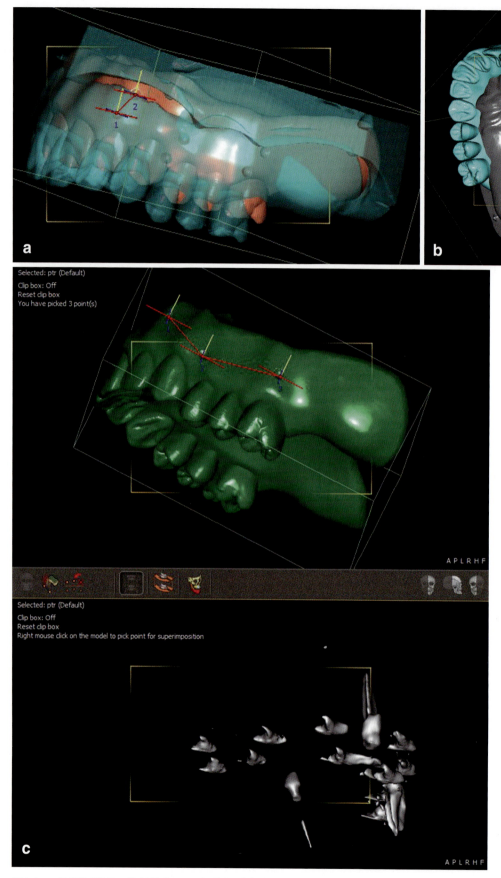

图2.34　使用与模型、修复体和CBCT相关的手术计划软件进行的图像叠加（a～c）

病例来说是具有挑战性的。

因此，某些病例需预先进行蜡型和试戴，以确认新的临床参数，进而继续种植计划[5]。为此，临床医生可规划进行虚拟或模拟蜡型，以确认修复计划（诊断饰面）。若蜡型为虚拟设计的，则可通过打印/铣削放置制备蜡型（图2.35）或诊断饰面（图2.36）。之后，获得包含永久修复体信息的表面扫描。如果上诉扫描包含所有相关信息，则不需要虚拟牙齿库。但是，如果不需要修改，这些临床情况的信息已经存储在一个数字文件中；可导出STL文件，用于打印模型或模型本身。因此，该STL文件可被上传至种植体规划软件，作为确定的修复计划。

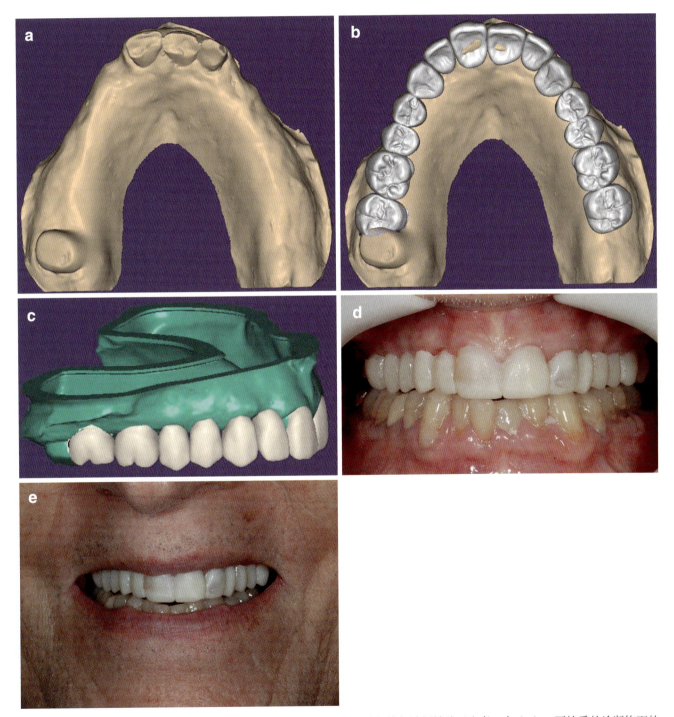

图2.35 患者初始情况（a）和虚拟蜡型（b）。通过打印模型将所需的修复计划转移至患者口内（c）。可接受的诊断饰面的临床视图（d，e）

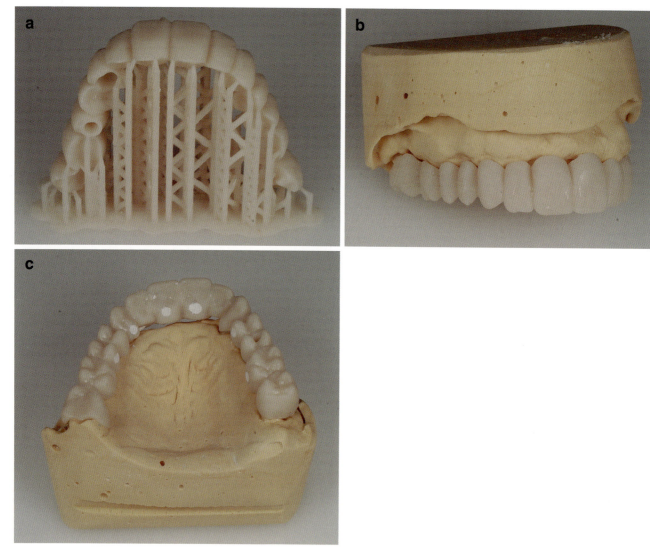

图2.36　可以打印诊断饰面，而不是打印模型（a，b）。已植入的种植体有助于临床医生稳定试戴。阻射线标记用于合并的参考（c）。如果诊断饰面被修改，则需要新的表面扫描。相反，如果不做任何修改，打印创建的STL文件可以作为参考虚拟模型

　　将STL文件与DICOM图像匹配很重要；因此，临床医生应该意识到STL和DICOM中存在牙齿结构。诊断模型通常无法被很好地记录在CBCT图像。因此，在没有蜡型的区域下，牙齿可作为合并过程中的匹配区域（图2.37）。此外，过大的无牙颌区域需要带有额外的阻射点。

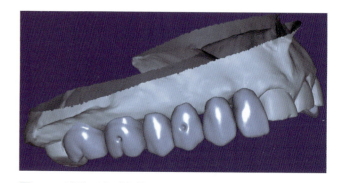

图2.37　消除现有牙的蜡型，并采用阻射材料填充凹槽

第3章 CAM：计算机辅助制造

CAM: Computer-Assisted Manufacturing

Nicolás A. Rubio, Jorge M. Galante

3.1 前言

制造过程是指将数字化设计的虚拟物件制造为有形的实物。通过两种主要方法实现制造：减材制造或增材制造。前者，机器必须使用特定的钻头和旋转轴来切削加工材料，通过减材方法削切制造物体。此类设备通常与铣削口腔修复体的设备相同。后者，为了使用增材制造的方法，必须逐层沉积并硬化材料。此类设备被称为3D打印机，使用的材料通常为高分子材料。

一般来说，铣削工艺往往比增材制造更准确，其制备的物体强度更高，但也增加了时间成本。3D打印的物件会因打印方法和材料选择的不同，而影响其精度和机械性能。目前使用增材制造成本正趋于下降。此外，临床医生更有可能拥有椅旁打印机而非铣削设备，因为成本、维护和空间要求低；使得椅旁打印机成为普通牙科门诊的首选设备。

3.2 减材制造

在减材制造过程中，通过使用钻头或各种切割工具从实心块体削切材料，进而制造物体。由于最终结果源于材料块，可预期保留原材料的机械特性。

制造复杂结构的能力取决于所使用的铣削设备。

3.2.1 铣削设备类型

数控加工机器（CNC）负责通过减材制造生产物体。在技工室的设备中，铣削过程通过在不同方向移动的旋转车针，以切割在基板上的块状材料（图3.1）。相比之下，工业车床代表了不同类型的数控机床；其中材料（通常是圆柱体）高速旋转而刀具不旋转（图3.2）。这种最新方法通常用于制造种植体、基台和螺钉，但不适用于个性化要求。

在所描述的铣削设备的原理中，可分为两种类型的设备：三轴机床和多轴机床。

3.2.1.1 三轴机床与多轴机床的对比

三轴机床与多轴机床之间的对比，主要区别在于制备复杂形貌和平滑角度。虽然三轴机器只允许在手柄范围内移动，但四轴（或五轴）机床允许车针和固定材料的板中移动。顾名思义，三轴机床提供的切削刀具在3个线性方面（左右、前后和上下）移动，因此，设计的某些区域可能无法到达。相比之下，四轴（或五轴）机床允许到达设计的所有区域，可以制备更详细和复杂的物件（图3.3）。

从一种类型的机器到另一种类型的机器其使用

N. A. Rubio (✉). J. M. Galante
Universidad de Buenos Aires,
Ciudad Autónoma de Buenos Aires, Argentina

© Springer Nature Switzerland AG 2021
J. M. Galante, N. A. Rubio (eds.), *Digital Dental Implantology*,
https://doi.org/10.1007/978-3-030-65947-9_3

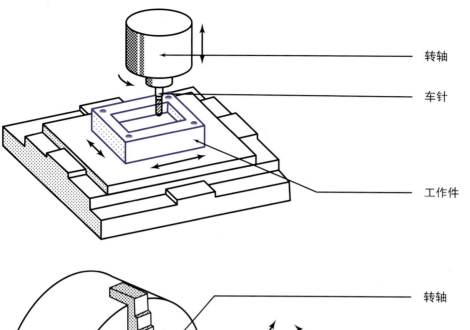

图3.1 铣削设备的原理。旋转的车针切割固定在底板中的块状材料

转轴

车针

工作件

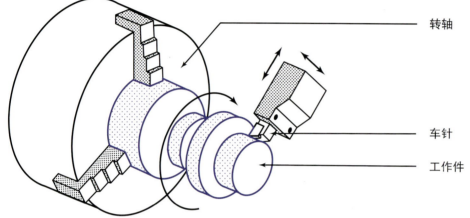

图3.2 车床的原理。材料被固定在主轴中，刀具移动而不旋转

转轴

车针

工作件

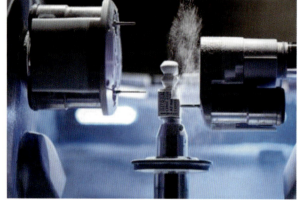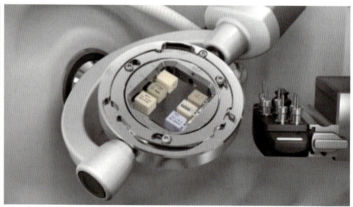

图3.3 Sirona Dentsply（Cerec 3®）的三轴机床（左），只有手柄可以移动，因此无法到达某些区域。Sirona Dentsply的五轴机床（inLab® MC X5®）（右），该材料附着在移动的底板上，允许组合运动，有助于制备平滑的角度和复杂的结构

成本差异很大。三轴机床通常用于门诊，如单个修复体或具有共同就位道的短固定桥。若要制造更大的结构，进行多个修复体和/或多个就位道，则需要四轴（或五轴）机床。

对于外科手术，所需的机器将取决于制造物件的形貌、范围及复杂性。单颗种植体（一个钻孔）生产手术导板，如果支撑结构允许导板从一个方向就位，可以使用三轴机床生产导板（图3.4）。多个种植体设计将需要更复杂的铣削设备，以实现不同方向的多个钻孔（图3.5）。

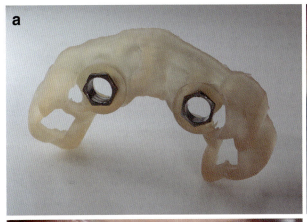
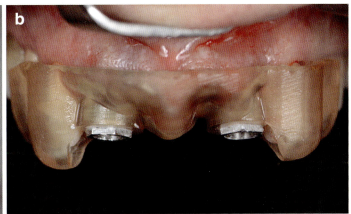
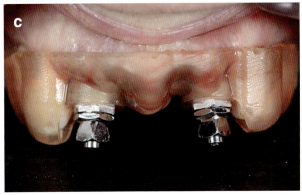

图3.4　具有平行共同就位道的种植导板（a～c）。可采用任何CAM流程来制造该类导板

3.2.2　铣削材料

尽管各种铣削材料用于牙科应用，针对外科导板的铣削材料仍在开发中。目前，用于手术导板的最常见材料是聚甲基丙烯酸甲酯（PMMA），因为其强度高且成本低。该类材料具有不同的颜色，被用于临时修复；其中，透明的材料用于手术导板或咬合板（图3.6）。

另一种常用于外科导板的材料是聚醚醚酮（PEEK）[1]。这种轻质热塑性材料具有出色的机械性能、耐受灭菌过程且生物相容性好；允许它长期地与血液或组织保持接触，同时接近骨骼的刚度。尽管可适用于手术导板，但由于其生物特性，此类材料通常更适合用于植入材料（如引导骨再生术）[2]。

3.3　增材制造

尽管铣削工艺提供了高精度和高质量的材料，但95%的静态引导手术导板采用增材制造技术。与减材制造方法相比，增材制造具备成本较低的优点。此外，低维护和空间效率高，使3D打印机适用于椅旁使用。采用桌面3D打印机打印物件能在较短时间内完成，而使用向第三方或技工厂的大型设备制造导板则需2～5天后交付。此外，就种植体植入位点而言，不同加工方式（增材制造与减材制造）的导板之间具有相似的精度[3]。

与数控加工相反，3D打印机通过材料沉积、材料融合或将沉积在料盘上的树脂光固化，以制造物体。一旦设计了一个物件，软件将根据设计来加工该实物。然后，将该实物切成连续的二维层面，通过层层堆积的方式向打印机发出构建实物的指令。此外，3D打印机无需"额外工具"，例如特殊的车针，即可获得所需的实物，无论结构简单或复杂。

3.3.1　3D打印机类型

3D打印机具有不同打印方式，与数控加工类似，仅有部分用于椅旁应用。根据打印方法，进行

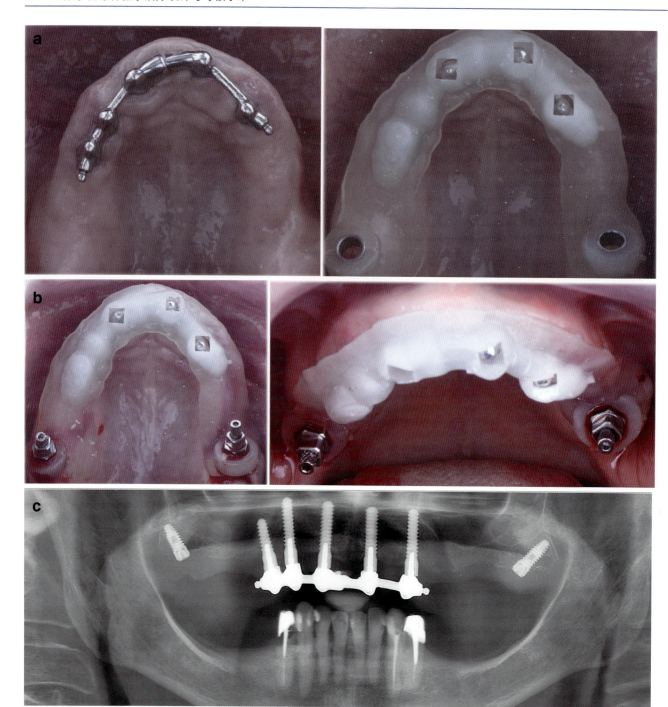

图3.5　同一导板内具有不同就位道（a~c）。仅可通过多轴铣削设备或附加方法制造该类导板

打印机的分类。此外，根据空间要求和潜在优势，区分为工业/实验室打印设备与椅旁打印设备。

　　目前，大量3D打印机用于工业目的，以制造不同类型的产品。针对口腔应用，可将打印机分为4类（图3.7）：

1. 立体光固化（或光聚合）：大多数用于口腔医学的3D打印机，涉及树脂材料的聚合反应，以

利用紫外线光源固化（固化）液态光固化树脂。此类方法是最早报道并最广泛应用的打印方式，尤其对于椅旁打印（桌面打印机）。根据光源聚合的方式不同，具有不同的打印系统：立体光固化（SLA）、数字光处理（DLP）或LCD屏幕（LCD）。

可采用工业机器（用于较大批量）或桌面打印机

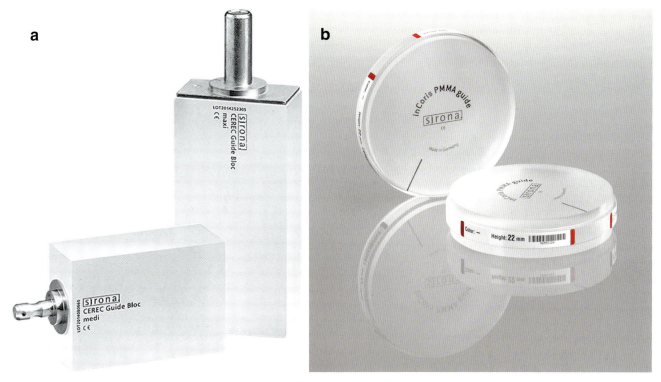

图3.6　用于手术导板的PMMA透明块（Sirona），用于三轴机床（a）和五轴机床（b）

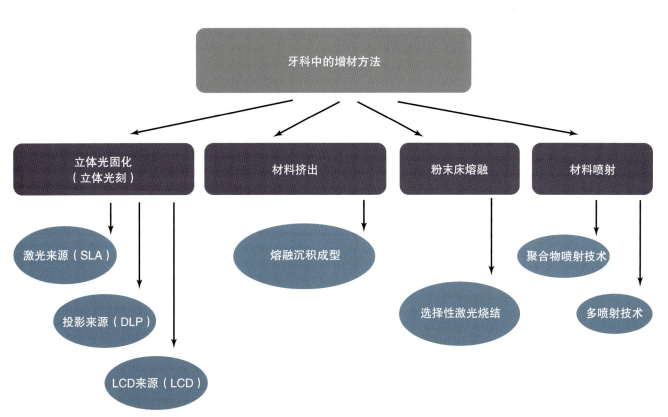

图3.7　打印方法的分类（仅包括牙科应用的方法）

来实现立体光固化。由于使用的是打印树脂，该类设备也被称为"树脂打印机"。

2. 材料挤出（或熔融沉积材料）：与热胶枪类似，此类机器通过卷轴上的细丝状热塑性材料进行加工。材料被加热并通过移动的喷嘴沉积在表面上凝固成型。然后，构建平台向下移动，下一层沉积在上一层上，已用于桌面及工业型打印机。

3. 粉末床融合（或激光烧结）：从高分子材料到金属均可采用烧结方式。在该类打印机中，激光通过热能选择性地黏合颗粒并沉积在成型平台上。随着成型平台的移动，粉末层以低增量沉积，并重复烧结过程。该类设备专用于实验室或工业环境。

4. 材料喷射：类似于传统的喷墨2D打印机，此类加工采用打印头来分配光敏丙烯酸材料的液滴。该液态树脂通过紫外线固化，逐层构建实物。部分喷墨打印机通过使用激光来固化材料。

3.3.1.1　基于激光的立体光固化（SLA打印机）

尽管Stereolithography首字母缩写词代表立体光固化，但它通常也用于表示激光聚合。由于DLP或LCD打印机也使用立体光固化原理，其工作原理需被区分。SLA设备包含一个带有透明底座的树脂罐，液态树脂位于其中（图3.8）。成型平台通过一个轴（或多个轴）垂直移动，并允许以正常或倒置的方式构建所需的对象（图3.9）。平台移动到槽的底部，预留所需打印层厚度的空间，待该层固化后移动平台为下一层留出空间。

SLA打印机使用单点激光以固化树脂。该激光经镜面反射直接引导到每个切片指示的坐标（图3.10）。光束始终如一地传送到每个点，以确保光线投射到切片上每个位置。

SLA打印方式使实物表面光滑（激光能够提供圆形线条），降低失真（光线以相同的大小和强度到达每个角落）。然而，与其他基于树脂的打印机相比，打印过程往往更耗时。

打印层厚度范围在25～100μm。降低层厚可产生更光滑的表面（尤其对于圆形实物），但会增加

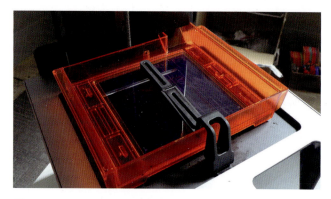

图3.8　FormLabs Form 2的树脂槽，SLA打印机

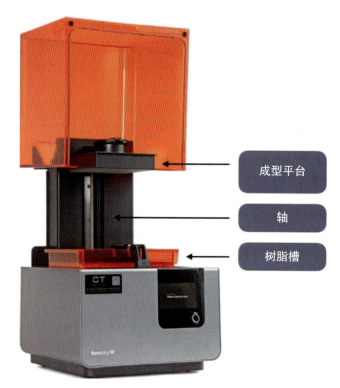

成型平台

轴

树脂槽

图3.9　FormLabs Form 2型SLA打印机

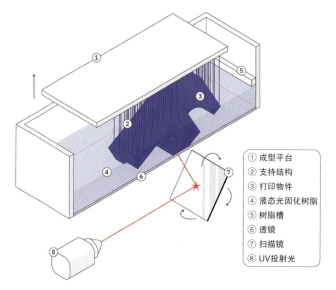

① 成型平台
② 支持结构
③ 打印物件
④ 液态光固化树脂
⑤ 树脂槽
⑥ 透镜
⑦ 扫描镜
⑧ UV投射光

图3.10　SLA打印方法的示意图

打印时间和成本。桌面打印机采用倒置方式构建实物，因为光源来自下方并且平台在每次增量时上升。此设计利于制造商降低成本，但也局限了打印物件的尺寸。由于打印大型物件时，受到重力的影响可能导致打印失败。此外，工业级SLA打印机通常使用自上而下的系统进行大尺寸生产，且不会出现脱板或失去准确性的风险（图3.11）。

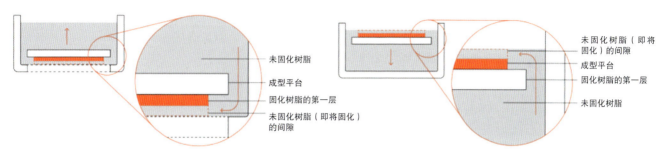

图3.11　自下而上与自上而下的打印方法

3.3.1.2　数字光处理（DLP打印机）

与SLA打印机类似，桌面DLP打印机具有一个构建平台，可垂直移动并下降到树脂槽中（图3.12）。DLP通过数字投射光源（而非激光）经透明底座使树脂发生聚合反应。每层的整体图像经微小反射镜，投影到树脂槽中（图3.13）。同时固化每层中的每个点；导致整个方形像素被固化。随着层数的增加，打印的形貌由小立方体（或体素）组成，此种方式与SLA打印成形的圆形微形貌不同（图3.14）。

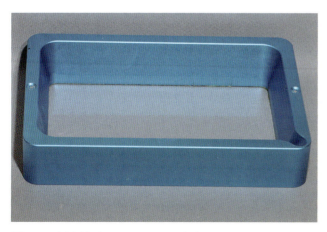

图3.12　树脂槽（Anycubic Photon打印机）

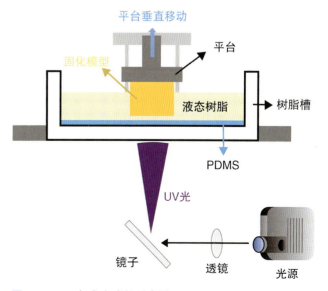

图3.13　DLP打印方式的示意图

SLA	DLP
最小激光点尺寸	最大像素尺寸

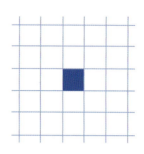

SLA通过UV激光束绘制曲线

DLP通过光源反射绘制像素样图像

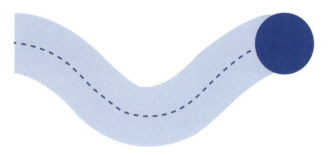

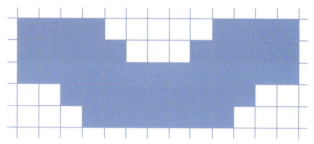

图3.14 激光点（SLA）与像素（DLP）

与SLA打印机相比，投影打印意味着固化整个切面，打印过程往往耗时更少（图3.15）。此外，由于投射光通过多个微镜子反射形成像素图案，有可能引起像素的大小会随着投射光行进的距离的变化而变化。为此，光线仅垂直投射到树脂槽的一部分（通常是中心位置）。与垂直投影相比，在树脂槽的其他部分（边缘）处，将产生具有一定程度失真的像素（因为光投射了更长的距离）。构建平台上不均匀光分布会影响打印结果，其准确性也受到打印平台边缘的影响（图3.16）。

此类光学现象也会影响构建的体积，总体投影仪的分辨率会随着构建体积的增加而降低。因此，为了大尺寸的打印，需提高投影仪的分辨率，从而大幅增加成本。相反，对于SLA打印机而言，尽管

随着打印物件体积的增加，打印时间会显著增加；而打印的整体分辨率与构建体积无关。

3.3.1.3　基于LCD屏幕（LCD打印机）

LCD打印机最近出现在市场上，直接与DLP技术互相竞争。尽管仍不如SLA和DLP常见，但LCD技术与DLP技术具有类似的优势，而与SLA相比提高了构建速度。LCD打印机并未使用投影仪，而是使用LED阵列作为UV光源，通过LCD照射并以平行直接投射至构建平台上（图3.17）。因此，LCD打印技术未使用反光镜来引导光线，进而可能增加了像素的失真（图3.18）。

LCD的投射屏作为一种遮光板，仅显示每层所需的像素。由于打印层为一次完全固化，因而打印

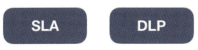

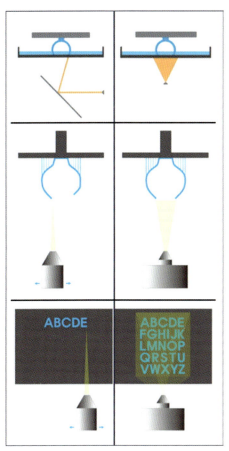

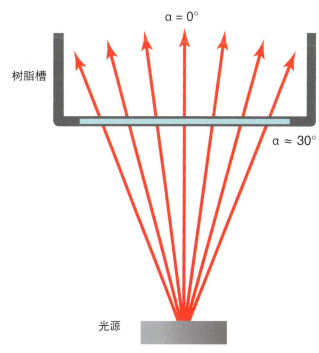

图3.15　比较SLA与DLP打印机的打印时间

图3.16　投影入射角影响像素/体素大小和光亮度

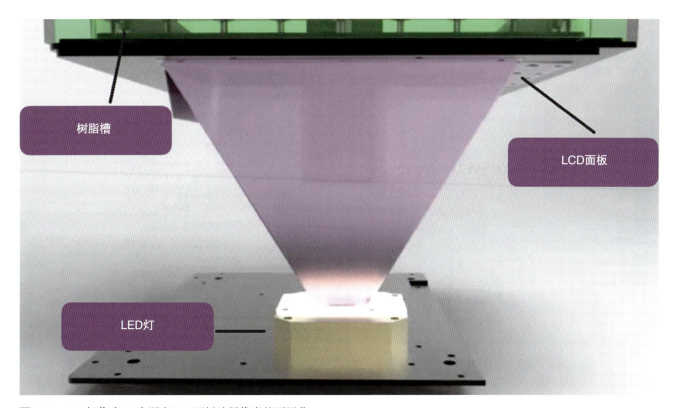

图3.17　LED灯作为UV光源和LCD面板选择像素的可视化

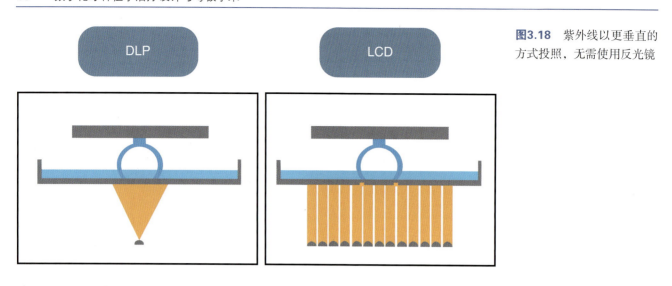

图3.18　紫外线以更垂直的方式投照，无需使用反光镜

速度与DLP打印机相当。原则上，打印质量取决于像素密度。LCD打印机具有更便宜的组件，从而降低成本，并与FDM打印机竞争。

3.3.1.4　熔融沉积成型（FDM）打印机

热塑性拉丝材料经喷头加热，通过三轴热喷嘴挤出沉积于预定区域，并在平台上冷却及固化（图

3.19）。接着，移动构建平台并生成另一层（图3.20）。层高的调整决定了打印部件的速度、成本和表面特性。

由于打印成本低和材料广泛，FDM技术被最广泛应用。一方面，构建平台涵盖小型打印机到大型工业机器。另一方面，与其他3D打印技术相比，FDM技术的尺寸精度和分辨率相对较低。

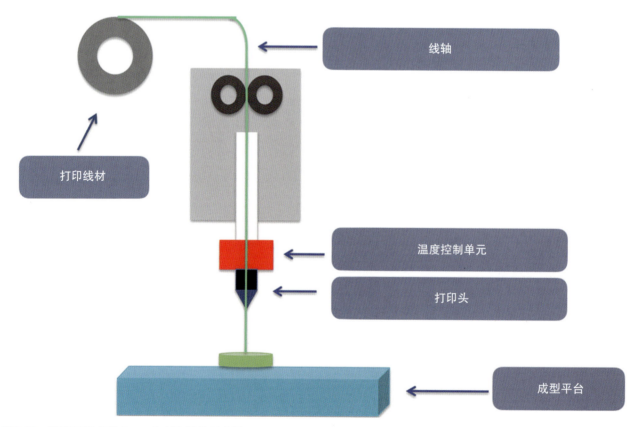

图3.19　熔融沉积成型（FDM）打印机的示意图

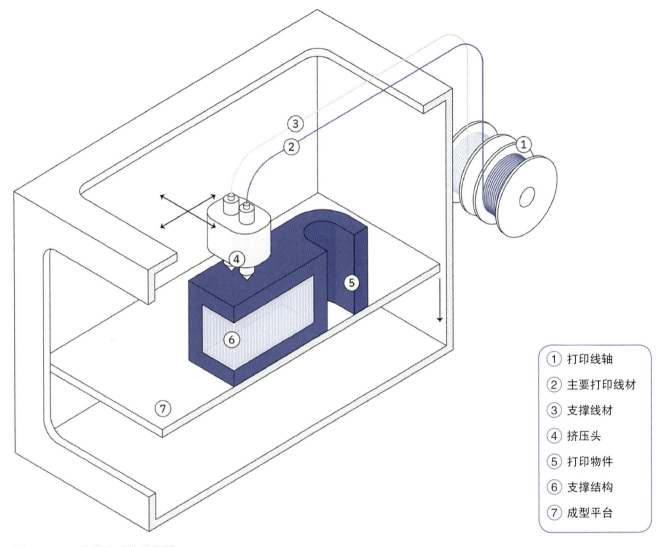

① 打印线轴
② 主要打印线材
③ 支撑线材
④ 挤压头
⑤ 打印物件
⑥ 支撑结构
⑦ 成型平台

图3.20 FDM打印方式的示意图

至于其机械性能，由于层间的粘接会产生薄弱区域，所产生的物件在某一个方向上相对于其他方向可能较弱，或不适用于关键载荷区域（图3.21）。

后处理通常包括去除支撑和平整表面。此外，

当使用FDM打印机时，材料变形是常见且无法预期的结果。材料的冷却过程通常会导致尺寸的变化，且不同的冷却时间（从一层到另一层）因打印部件边缘的形变导致释放应力（图3.22）。

物件打印后，由于可观察到清晰的打印纹理，

图3.21 打印物件的内部结构（层）

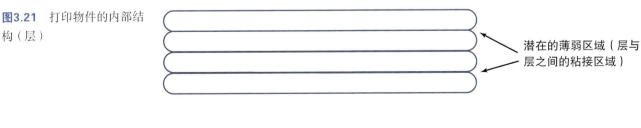

潜在的薄弱区域（层与层之间的粘接区域）

图3.22 材料冷却时应力释放，导致物件弯曲

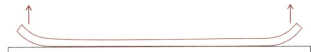

物件须进行打磨与抛光。需考虑到FDM打印的成本效益，主要建议首选用于模型打印（如用于模拟种植手术的骨模型）。由于FDM打印物件强度不高，不建议用于高强度的应用。

3.3.1.5　选择性激光烧结（SLS）打印机

选择性激光烧结是一种粉末床融合工艺，适用于工业制造的多种材料。本章的重点将放在金属烧结上，与牙科手术应用密切相关。工业级的金属打印工艺又称为选择性激光熔化（SLM）或金属激光烧结（MLS），口腔应用的产品，例如打印的钛网，用于引导骨再生术[4-5]。

激光熔化技术使用激光选择性地熔化或熔合金属粉末颗粒。部分打印机可打印纯金属或者合金的物件。

如前所述，通过滚轮将储存槽中的粉末沉积铺平。然后，通过激光束扫描所需的区域，使颗粒熔融在一起。当一层截面烧结完成后，工作台下沉并堆积另一层粉末（图3.23）。

打印过程需通过支撑结构减少因温度变化（熔化和冷却）引起的变形。后处理包括去除支撑部件（有时采用数控加工技术）、去除松散粉末以及热处理以提高机械性能。

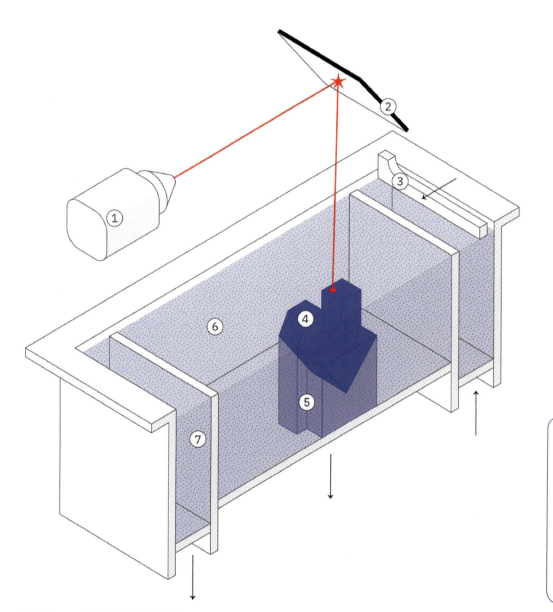

① 激光
② XY轴扫描镜
③ 刮板
④ 打印物件
⑤ 支撑结构
⑥ 粉末床
⑦ 储存箱

图3.23　SLS打印方法的示意图

3.3.1.6 Polyjet和Multijet（材料喷射）打印机

Polyjet和Multijet技术来自不同的品牌，而具有相同的打印原理。使用微小的喷嘴，打印头会沉积少量树脂并发生聚合。建筑平台下降并添加另一层（图3.24）。采用此类打印过程，其打印分辨率是最佳的，略高于SLA打印技术。因此，可提供非常精确和光滑的表面。

由于具有多个打印头，打印机可使用不同的材料；因此，能够同时使用不同颜色或者不同物理特性的材料。与SLA打印机不同，Polyjet和Multijet技术可生产混合的实物。此外，部分打印机提供混合材料以实现个性化的特性（图3.25）。

毫无疑问，材料喷射工艺的最大优势是多色和多种材料的功能。此外，更大的构建体积、更高的精度且无需二次固化，使其成为牙科用途（矫治器、导板、模型等）的绝佳打印方式。另外，与SLA打印相比，材料喷射工艺的主要缺点是总体成本高。材料喷射打印设备可用于齿科加工厂，并不适用于椅旁打印。

材料喷射打印工艺需要有支持结构。然而，通过打印可溶解材料产生支持结构，以便后处理去除。部分打印技术采用蜡基材料作为支持结构，并使用烤箱加热去除这些支持。

通常，由于采用的层厚较小，物件无需后固化处理。然而，打印后处理包括去除支持结构以及去除残留树脂。

3.3.2 打印材料的需求（用手术导板）

很多材料都适用于3D打印技术，甚至金属可以被打印。尽管材料种类繁多，但并非所有材料均适合于临床应用。一方面，通过使用SLA或FDM打印机，热塑性或光敏树脂广泛用于制造模型、术前研究模型或手术导板。然而，通常标记"SG"字母的树脂，专用于手术导板的制造。该类树脂制造的物件，可通过蒸汽灭菌处理（135℃），并直接用于外科手术，与口腔组织的接触且生物相容性良好。

3.3.3 打印提示

- 模型制备：建议使用空心模型和树脂以减轻模型的总重量（图3.26）。在"自下而上"式打印机中，该方法降低了因重力产生的张力，利于节省树脂材料。此外，建议最小化壁厚，强烈建议在打印前检查设置错误。

- 支撑结构：除部分打印机外，多数打印技术需要支撑结构以达到良好的效果。建议使用软件中的自动支撑功能作为起始（图3.27）。之后，必要时添加额外的支撑，并且可以移除影响关键表面的支撑。若使用自动支撑功能时，在关键表面上具有多个支撑，则可以考虑重新控制模型的方向。大多数情况下，支撑结构与物件采用相同的打印材料，打印后必须手动去除（图3.28）。

- 打印方向：改变打印方向会使打印时间、材料消耗以及打印精度发生变化。悬空打印物件需增加额外的支撑结构，经后处理操作会改变打印物件的表面。改变方向可以避免悬垂区域并保护打印的关键表面。若要精准打印复现设计方案，需花时间调整打印方向。此外，对于多数"自下而上"式的桌面打印机，打印方向的设定将更复杂。在此，构建平台的上升将为打印后一层提供关键空间，此步骤称为剥离步骤。可能会导致零件从平台上脱离。为此，打印物件应设定一定角度，尽可能减少每一层的横截面积。故采用成角度的打印方向，则增加支撑结构（图3.29和图3.30）。

- 后固化：为了获得最佳机械性能，光敏树脂（SLA打印物件）必须进行后固化处理，方法是将打印后物件放入强紫外线下的固化盒中；或将打印后物件放在阳光下。该过程提高了SLA打印物件的硬度和耐温性。然而，长时间暴露在紫外线下会对物件的物理特性和外观产生不利影响，常见于卷曲、变脆和变色（图3.31）。为避免外观变化，部分产品提供丙烯酸喷涂涂层，以便在固化前使用。

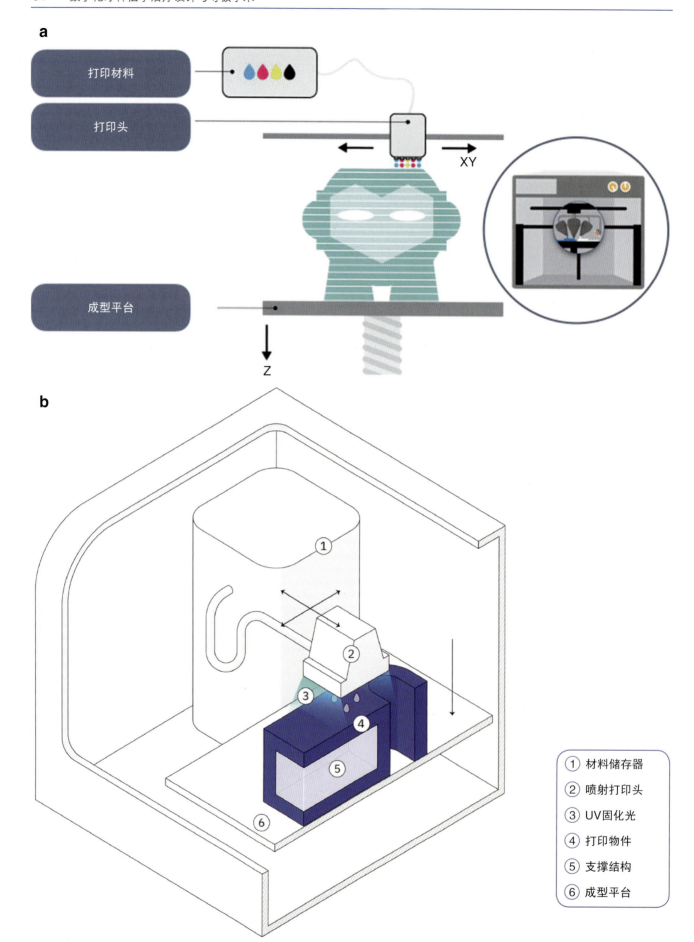

图3.24 材料喷射（MJP）打印方法的示意图（a，b）

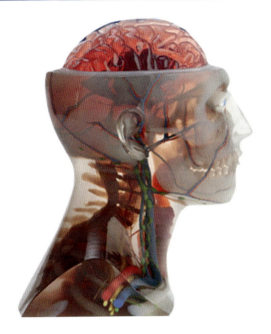

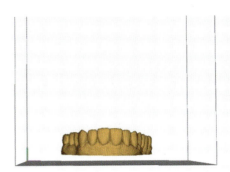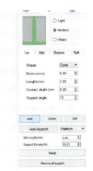

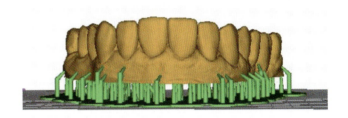

图3.27　支撑选项。建议使用自动支撑功能作为起始点。在关键区域中可以删除或添加支撑结构

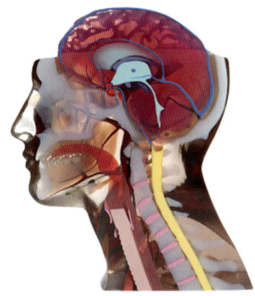

图3.25　采用不同颜色和/或不同材料打印个性化模型

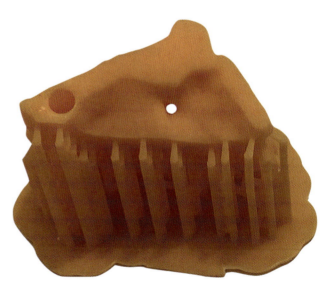

图3.28　打印后的支撑结构

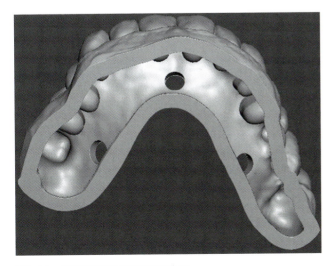

图3.26　模型制备以提高打印效果

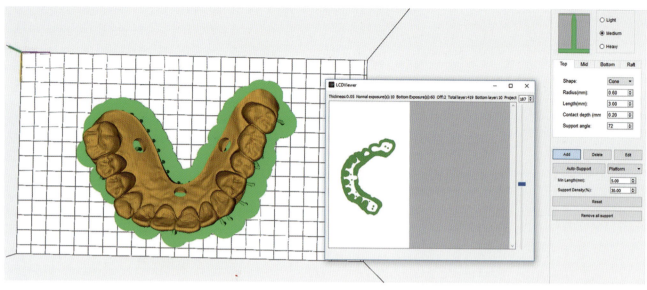

图3.29   水平定位似乎是切片与打印该模型的最有效方式。但是，由于每个切片的面积相当大，剥离效应会引起材料变形

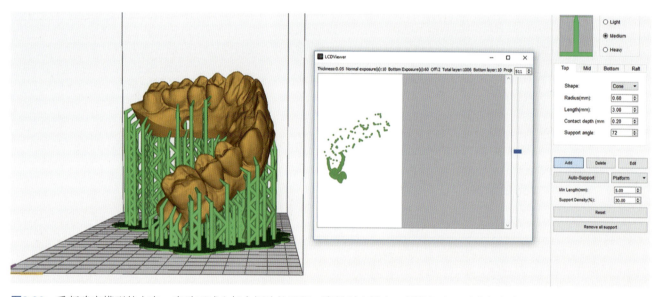

图3.30   重新确定模型的方向，有助于减少每个切片的面积，降低剥离效应。尽管如此，随着打印高度的增加，需要更多的切片，则打印时间也相应增加

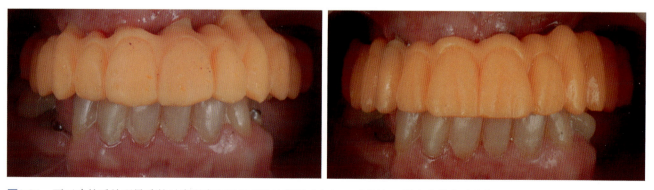

图3.31   不正确的后处理导致的过度曝光和凹凸不平的表面（左）；正确的UV曝光和抛光（右）

1.1　种植手术中数字化技术应用的历史和革新

Jorge M. Galante

自种植技术问世以来，为患者增加了解决缺牙修复方案的可行性。无牙颌患者的治疗是种植技术的首要适应证，即通过在牙槽骨中植入4～5颗种植体并实行混合固定的全口修复。因此，基于骨结合原则，随着新技术发展已将种植适应证扩展到上下颌牙列缺损的病例。

为这些病例制订治疗方案的首要限制是解剖结构的干扰，如下牙槽神经以及上颌窦。通过X线片评估完成手术计划的制订。由于断层扫描只适用于复杂病症，故在这些病例的治疗中几乎不会使用。考虑到这些成像方法产生的15%～25%的放大倍率，一些种植体品牌开发了醋酸盐模板（图像模拟模板）以与影像图像叠加。

随后研发的多层成像技术设备能够对上颌骨进行三维重建，但大多时候在指定区域定位会存在困难，如在神经走行区域。由于放射线发射方向是垂直的，一些临床医生建议拍摄时患者下颌需要处于能代表上颌骨整齐横截面影像的位置。故在拍摄时必须长时间保持一种不适的姿势（图1），这对患者来说是很苛刻的。此外，一个完整牙弓可能需要长达1小时的曝光时间；成本很高，设备磨损严重，并且获得的影像也不精确。

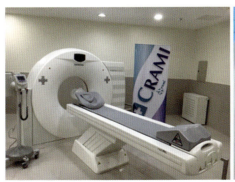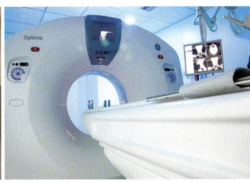

图1　多层成像技术设备（左）和螺旋断层扫描设备（右）

移动式螺旋断层成像仪是实现高质量图像、减少曝光时间和降低成本的基石。在1990年以前，因其能与此硬件设备联合应用，牙科软件的开发十分盛行（Dentascan软件）。二者联合应用后能够获得精度达2mm的图像截面和全景片（图2）。

此外，Simplant软件整合了交互分析，增加了虚拟手术和三维渲染中实现种植体位置可视化的可能性（图3）。

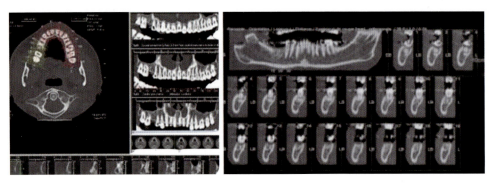

图2　Dentascan研究

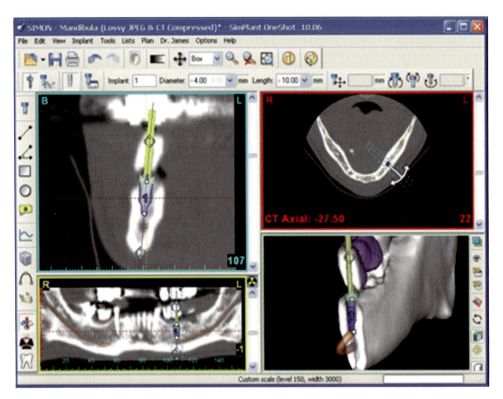

图3　在Simplant软件中进行虚拟种植规划

完成虚拟计划后的难点在于将该信息（数据）在临床病例中实现。为此，可制作阻射导板以供患者在CT检查时使用。美国公司Implant Logic System与Simplant软件公司合作，提出使用一种金属装置将颌骨与CT影像联系起来（图4）。随后，种植外科医生规划种植体的分布，公司制造出套筒式导板以指导术中备洞。然而，在日常诊疗中，此程序很难实现。

　　比利时Materialise公司与Simplant软件公司合作，首次使用3D打印方法制作了立体光刻模型的引导手术导板。此软件利用其所谓的"快速成型"过程，直接从DICOM文件中获得骨模型，有利于整体诊疗流程，并开启了新的可能（图5）。

　　最后，CBCT极大地提高了图像质量和分辨率，也减少了患者对放射线的暴露。如今，将CBCT检查纳入治疗和诊断程序已视为常规流程。此外，在各种牙科治疗与应用中，CBCT结合模型的表面扫描可产生协同效应。此融合技术的适应证包括：可利用骨量的评估，种植手术导板的规划，通过骨块或GBR技术实现骨增量，建立牙龈黏膜引导以及对临床研究方案中组织体积改变的评估。

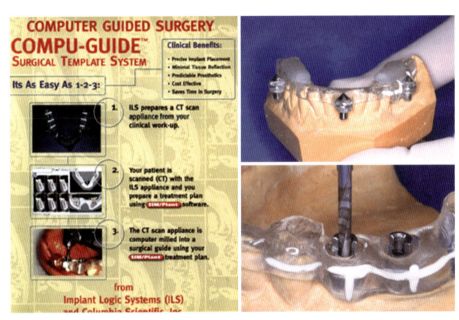

图4　种植体系统的操作（ILS）演示及其公司宣传单

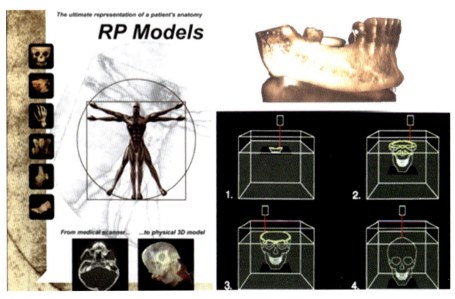

图5　Materialise立体光刻模型样品及其公司宣传单

第4章 导板

Templates

Nicolás A. Rubio, Diego A. Brancato,
Jorge M. Galante

4.1 前言

对不同的种植手术可以设计不同导板。每种类型的导板都有其自身优缺点、适应证以及局限性。我们已经在第3章讨论了用于制作导板的材料，本章将重点介绍每种类型导板的临床适应证。

根据导板支持方式对导板进行了简易分类：牙支持式、黏膜支持式、骨支持式以及混合支持式。

4.2 总体考虑因素

正如本书前言所阐述，种植引导手术分为两类：静态手术和动态手术。"静态"是指为实现计划的种植备洞，将钻头引导到特定的位置，而"动态"是指为实现预期手术计划，在外科医生操纵手机时实时追踪钻头位置[1]，即在进行种植备洞时，实时追踪过程可在屏幕上显示，因此可检测到钻头出现偏差并对外科医生发出警示。总体来看，动态手术使用精密设备，根据患者的CBCT影像追踪其钻头位置（见第7章）。而静态手术是使用预制导板来引导钻头的方向。

需要强调的是，动态和静态引导手术都依赖术前的模拟方案，此步骤中可能产生误差。动态手术不能实时显示患者的骨骼解剖结构，但它实现了钻头位置的可视化追踪。这种方法经常与医学中使用的图像引导程序相混淆，图像引导程序是利用实时CT或MRI实现病变区和手术器械的可视化，但动态手术是基于实时图像的叠加（CBCT影像和手机追踪器）。

此外，静态和动态手术的区别还在于，在使用动态手术方案时，术中可以修改方案。而静态手术在术中是不可修改方案的：一旦计划的种植备洞不符合患者的临床实际，此方案就不能再作为指导方案继续实施，导板因而也需要丢弃。

因此，为获得精确的结果，两种手术方案的数据采集和虚拟计划都至关重要。然而，当使用静态引导手术时，很多变量会影响最终的植入精确性。导板支持结构和精确性之间的关系是最相关和最值得研究的变量之一[2]。更多的支持结构能避免导板出现移位或变形，使得最终结果更加精确。所以下面将讨论不同临床情况的注意事项。

4.3 牙支持式导板

4.3.1 具体注意事项

由于每名接受种植手术治疗的患者都存在牙列缺损（缺失），故导板稳定性会因缺牙区牙槽嵴的

N. A. Rubio (✉). J. M. Galante
Universidad de Buenos Aires,
Ciudad Autónoma de Buenos Aires, Argentina

D. A. Brancato
KeepGuide, Buenos Aires, Argentina

© Springer Nature Switzerland AG 2021
J. M. Galante, N. A. Rubio (eds.), *Digital Dental Implantology*,
https://doi.org/10.1007/978-3-030-65947-9_4

高度或缺牙位置而变化。当使用牙支持式导板时，须保证施加压力时导板不会出现任何移动或变形。导板需要有充分的稳定性，缺牙区或游离端缺失都可能破坏导板的结构（图4.1）。

在对术后结果分析，发现牙支持式导板是最精确的，其次是黏膜支持式与骨支持式[3]。健康牙齿在混合支持式导板中行使固位、稳定和适配的作用。与其他类型相比，混合支持式导板具备更加优越的特性。

适配是实现导板稳定性特征的基础。因此，导板设计时应该延伸到多颗邻牙，避免导板出现移位。然而，随牙齿数目增多，导板精度增加是值得怀疑的。最近一项研究证实，提供支持的牙齿数量、位置和解剖学形态会影响手术导板的精度[4]。

近期一项体外实验研究表明，利用3颗后牙或4颗前牙制作的手术导板可达到精确的效果。然而，实际上尽管使用小范围导板能够获得支持作用，但延长导板可增强其固位，实现更好的手术稳定性。使用小范围导板唯一的真正优势是降低材料成本和减少制作时间。

4.3.2　导板设计与制作

首先，由牙支持和固位的导板中，须建立虚拟修复体长轴。与解剖长轴相反，它由就位道决定并确定了可以插入和取出元件而不被卡住的区域。为了使导板佩戴的区域可视化，在软件中通过调整咬合视图来选择上述就位道（图4.2）。

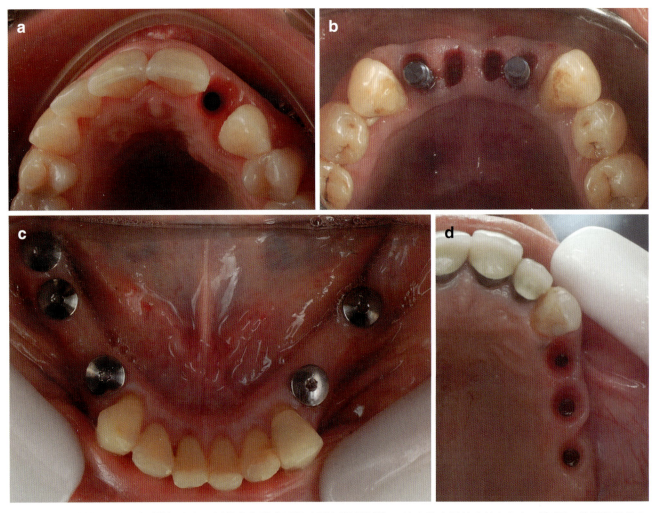

图4.1　不同支持组织的牙列缺损患者。尽管余留健康牙能为导板提供固位，但这些病例的支持组织却不相同：单颗种植体与狭窄的缺牙区（a），连续缺牙区域（b），使用混合支持式的末端缺失病例（c，d）

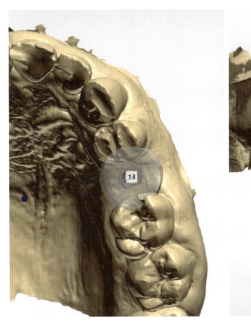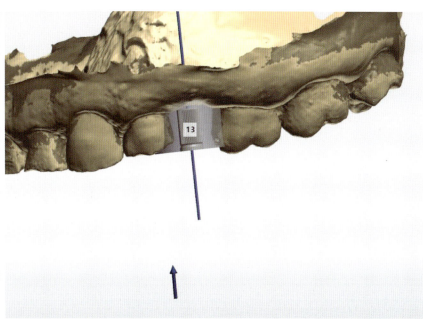

图4.2　通过调整咬合视图来确定就位道（左）。用阴影参照物表示固位区（右）。箭头标记所选的就位道（右）

一旦选定了就位道，固位区域将被着色或重塑（取决于软件）以避免过度密合。此外，通过软件设置来调整固位力，可取决于制作导板的CAM方法和临床医生的喜好。针对不同CAM方法和设备的品牌，一些软件有内置预设。在预制选项中，临床医生可找到关于导板适配的以下设置：模型和导板之间的距离、材料厚度和钻头套筒的匹配性（图4.3）。

新方法的学习曲线还包括为每个病例精确性的设置参数（CAM方法和使用的材料、导板的支持方式，及后处理的注意事项等）。

只要单颗种植体的导板不超过金属块长度，就可使用三轴数控机床进行铣削、设计（图4.4）。设计多颗种植体的导板则需要使用多轴数控机床或3D打印方法（图4.5）。

Fabricante

3D Systems - ProJet 3510ı ∨

Grosor	2.00	mm
Ajuste desde dientes	0.075	mm
Cantidad de retención	0.000	mm
Ajuste desde casquillo	0.035	mm

图4.3　3D Systems®打印机的预设参数

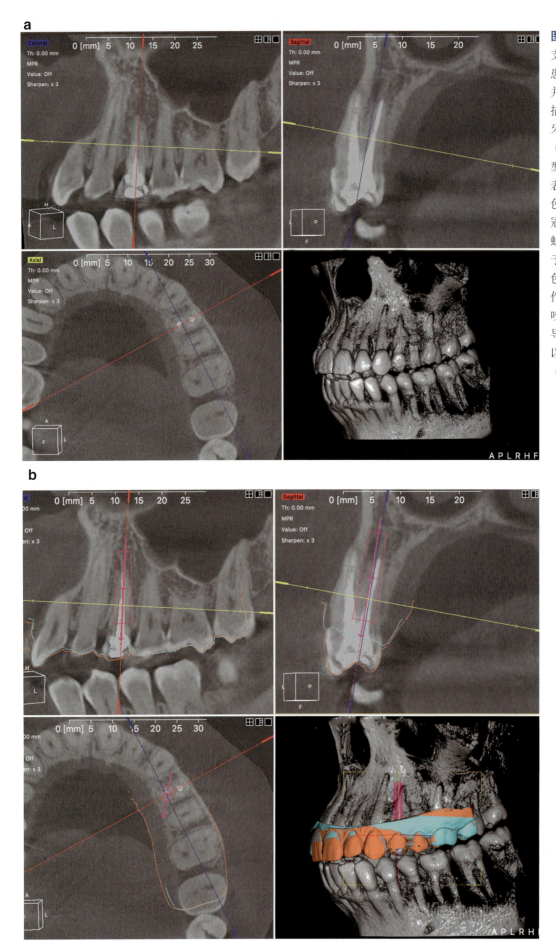

图4.4　单颗种植体牙支持式的导板设计。患者初始情况（a）合并虚拟植入的表面扫描图（b）。导入有牙齿蜡型的表面模型（见第2章的间接蜡型）的橙色部分（c）表示原始扫描图的绿色部分（d）。为满足冠部修复设计（间接蜡型）橙色部分将用于引导植入位点，绿色扫描部分将用于制作导板（e，f）。对有咬合窗口的牙支持式导板进行最终设计，以评估导板适配情况（g）

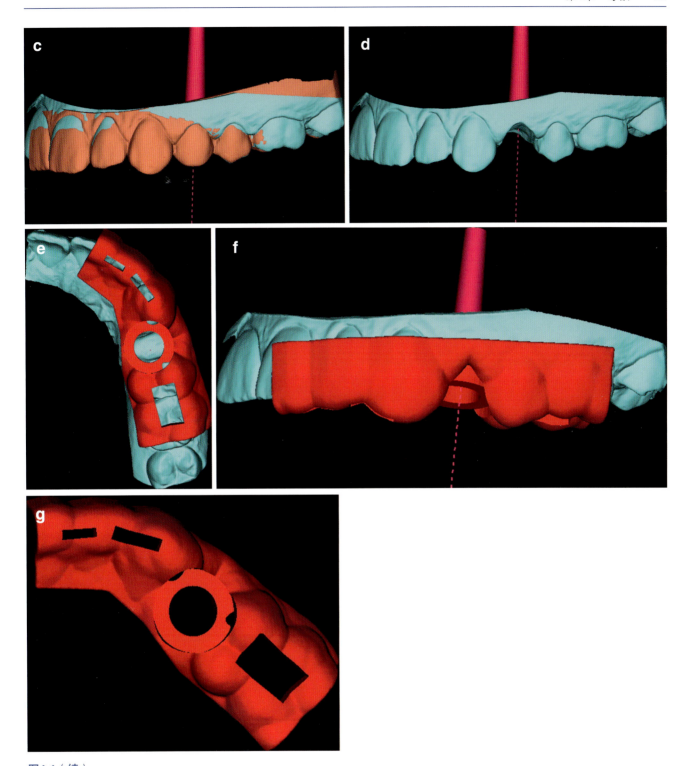

图4.4（续）

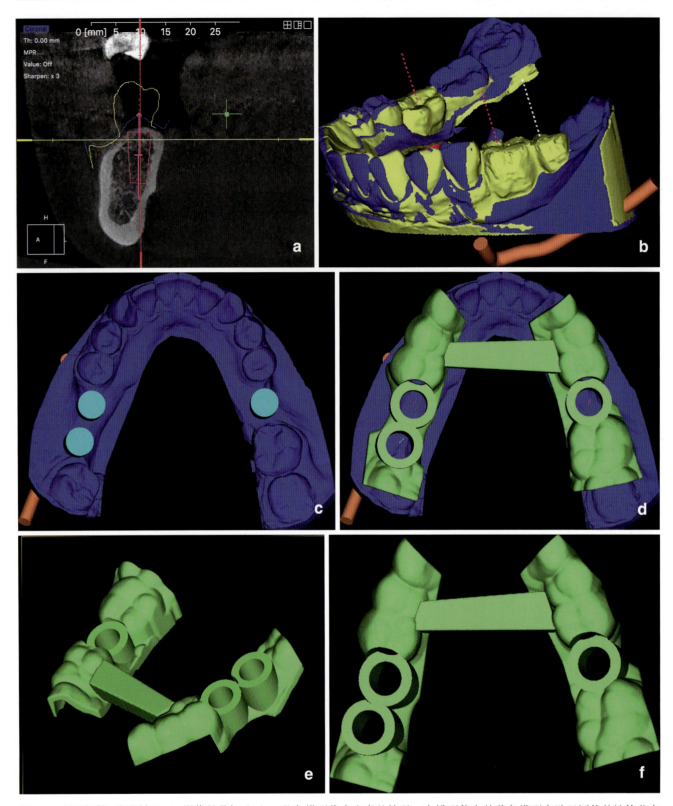

图4.5   表面扫描可视图与CBCT影像的叠加（a）。蓝色模型代表患者的情况，有蜡型信息的黄色模型有助于评估种植体分布情况（b）。一旦虚拟植入种植体，就会在蓝色模型上设计出导板（c）。在双侧牙支持式导板上设计连接杆以提高固位力。因而在杆一侧施加的力会由对侧来补偿（d~f）。两种导板都覆盖牙槽骨吸收区域，但并不影响牙齿的支持。患者的初始情况（g），导板佩戴情况（h），术后即刻（i）。种植术后全景片（j）

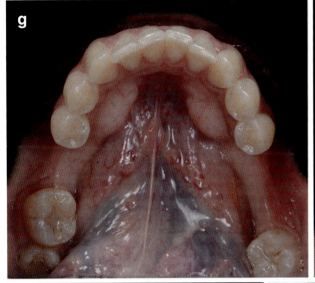
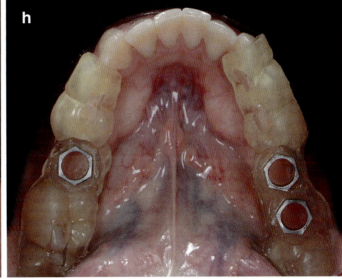
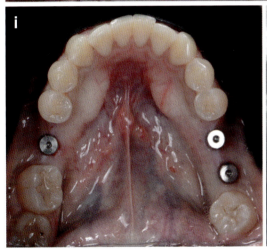
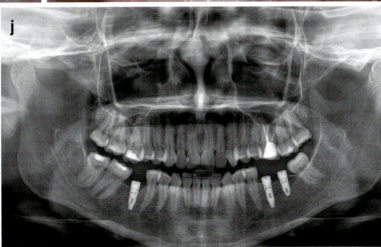

图4.5（续）

4.4 黏膜支持式导板

4.4.1 具体注意事项

在完全覆盖于黏膜，并由黏膜支持的病例中。易出现固位力的缺乏，可通过设计固位钉来增加。患者的活动义齿须使用在第2章中描述的任意方法进行数字化处理。数字化义齿需评估其设计的3个基本方面：

- 模拟植入时种植体的位置。
- 复制咬合关系，利用患者咬合确定导板位置。
- 复制内部接触面，以形成支持导板的黏膜形态。

4.4.2 导板设计与制作

临床医生只要能够解决固位与定位问题，可保证黏膜支持式导板的精确性。

首先，为达到良好固位应设计固位钉[5]。大多数固位钉是水平的，沿顶部方向达到双侧近皮质骨处。固位钉在前牙区很容易固定，但在后牙区则有难度。基于此，上颌种植病例可在腭部设计固位钉（图4.6）。此外，一些品牌还提供用于后牙区的垂直固位钉（在种植预备窝洞内设计垂直固位钉，其位置之后可以被种植体取代。所以通常把垂直固位钉当作前部水平钉的补充）[6]。下颌骨中不建议选择舌侧固定钉，导板的支持和固位往往会更具挑战性，因此在下颌使用垂直固位钉是极为有利的。

其次，需要利用咬合平面使导板达到理想位置[7]。因此在导板设计中复制义齿的咬合关系应尽可能的准确。与修复体的口内或口外扫描相比，CBCT扫描表现出较差的表面清晰度。因此，在决定使用哪种数据采集方案时应考虑到这一点（见第2章第2.3节）。此外，应避免复制患者低准确度的修复体（即对椅旁自固化丙烯酸树脂复制）。

无牙颌患者导板设计的3种方案：

• 带有咬合平面的一段式导板：在计划植入种植体数量少时通常推荐使用这种导板，这种情况下金属引导套管的设计不会对咬合面有明显的改变（图4.7）。通过虚拟方式完成义齿的精确复制，并为引导套环设计就位孔。因此，若计划植入多颗种植体，多个孔定会占据大部分咬合面，导致导板无法稳定。

• 带有咬合平面的两段式导板：先复制修复体黏膜接触面以对第一段导板提供支持，再复制修复体的咬合平面以使导板在咬合力作用下保持稳定。这两段导板是铰链式的，就像把患者导板分为两个部分：黏膜部分和牙齿部分（图4.8）。因其在种植手术中钻孔不会影响牙的解剖结构，故这是最推荐的导板。导板和咬合平面最初是连接在一起，通过水平固位钉来稳定导板。然后移去咬合平面并增加额外的垂直固定钉（图4.9）。

• 不带咬合平面的两段式导板：虽然一些软件可提供此选择，但对无牙颌患者而言是精确性最低的一类导板。其包括两个部分，第一部分与上一种导板的黏膜部分相同，并设计了钻头孔。第二部分是对修复体的精确复制。因为这两部分都与黏膜贴合，近来作为义齿常规导板使用（图4.10）。这种导板设计的问题在于因黏膜弹性和密合性的不同，导板的定位和固位也会不同。因此，只在把余留牙或种植体作为参考点，去稳定和调整引导（组合导板）时推荐使用。

可使用多轴数控机床或3D打印机制作黏膜支持式导板。

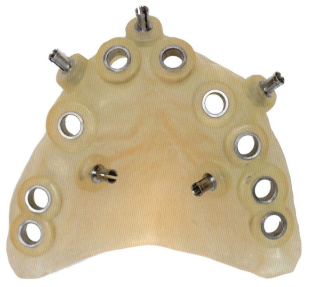

图4.6 前牙区的水平固位钉（3）和后牙区附加的腭部水平固位钉（2）

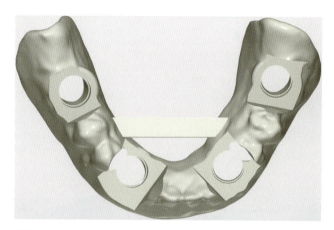

图4.7 带有部分咬合平面的一体式导板，在咬合力作用下使导板达到稳定

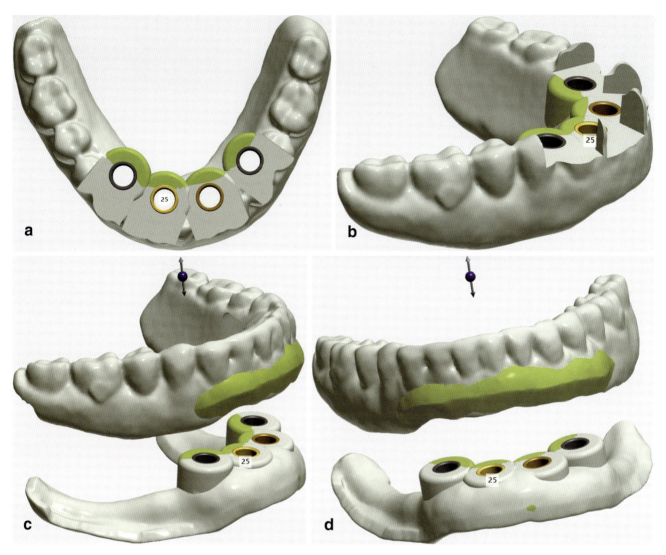

图4.8　计划为下颌无牙颌患者植入4颗种植体。一段式导板设计直观证实了多个种植体孔是如何造成咬合面不稳定的（a，b）。相反，为达到计划的植入位点，建议采用两段式导板设计以增加修复体的稳定性和导板的固位（c，d）

4.5　骨支持式导板

4.5.1　具体注意事项

种植引导手术设计的第一块导板是置于骨面的导板，没有使用双重扫描。CBCT可提供规划虚拟种植的所有必要信息并对骨表面进行重建。这个过程称为分割，包括利用组织密度阈值进行三维CBCT的渲染（见第1章第1.3.3节）。此过程不需要合并图像，也不需要表面扫描。然而由于骨表面可能是不平整的，因此需要详细的分割方案以获得完美贴合。

如第1章所述，CBCT影像不能提供合适的咬合面重建，图像合并过程（DICOM+STL）利于临床医生获得更高质量的颌骨图像，从而设计出适配完美的导板。自动化分割过程取决于骨密度阈值并且可能与患者实际骨面形态不同，尤其是在上颌骨。另外，个性化的分割是个困难的过程。所以与牙支持或黏膜支持式导板相比，这类导板的贴合性和准确性最差，阻碍了导板的常规使用。

此外，为使导板完全就位，骨支持式导板扩大了翻瓣范围。由于软组织通常位于导板下，增加了导板就位误配率。目前骨支持式导板的适应证已局限在取骨块、窦壁入路、牙槽嵴劈开或骨修整中。如有必要，骨支持式导板可像其他类型导板那样，通过固位钉实现固位[8]。

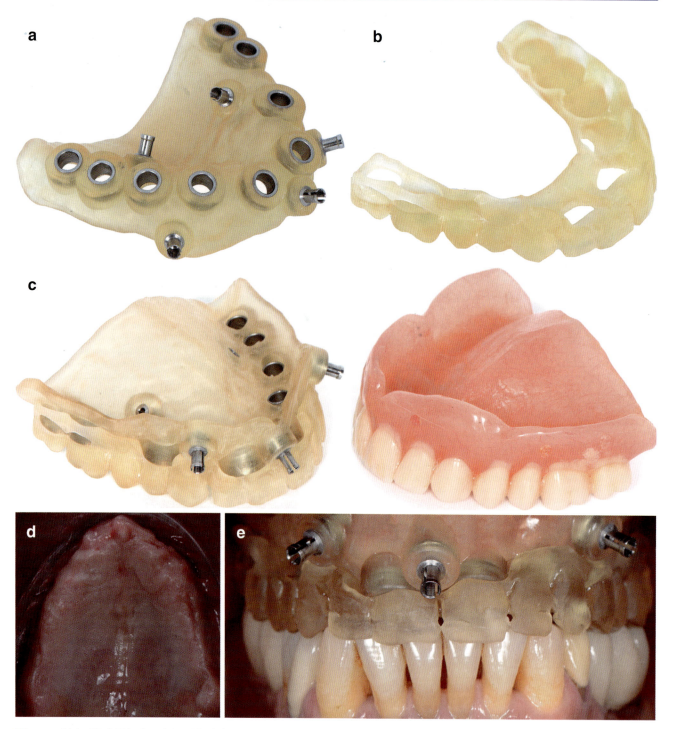

图4.9　采用两段式导板的上颌无牙颌病例。带有金属引导套筒的外科导板，水平固位钉（a）和咬合平面（b）。两块导板相互衔接，共同代表修复体的复制品（c）。患者的初始情况（d），导板定位（e）。先安放1~2个固位钉后，通过引导套筒对软组织环切（f）。移除软组织，再次完全固定导板（g）。术后即刻情况（h）

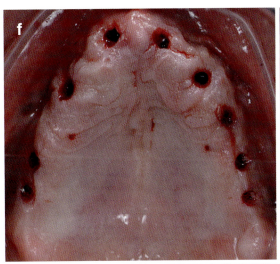

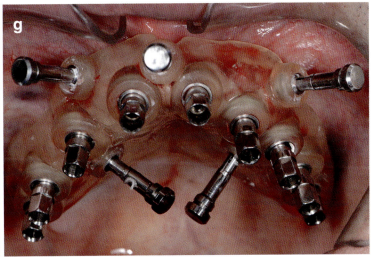

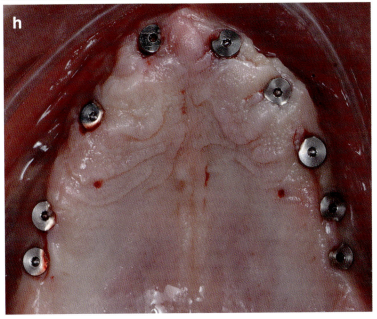

图4.9（续）

4.5.2 导板设计与制作

并非所有的软件程序都能设计骨支持式导板。至少其设计过程并不是简单直接的合并。通常STL文件需要事先从CBCT渲染图中获得。一旦确定了骨密度阈值，就能在渲染影像中创建表面模型并导出STL文件，随后用此STL文件来设计导板。个性化的分割方案可提供更精确的结果（图4.11）。

4.6 混合支持式导板

基于上述黏膜支持式以及牙支持式导板的特点，临床医生应该根据具体病例的需要调整每个导板的设计。在日常应用中，种植外科医生会遇到多种情况：从影响稳定性的游离端缺失的牙支持式导板，到需从余留牙列中获得固位的黏膜支持式导板。虽有多种组合形式，这里仅对3种情况进行详述。

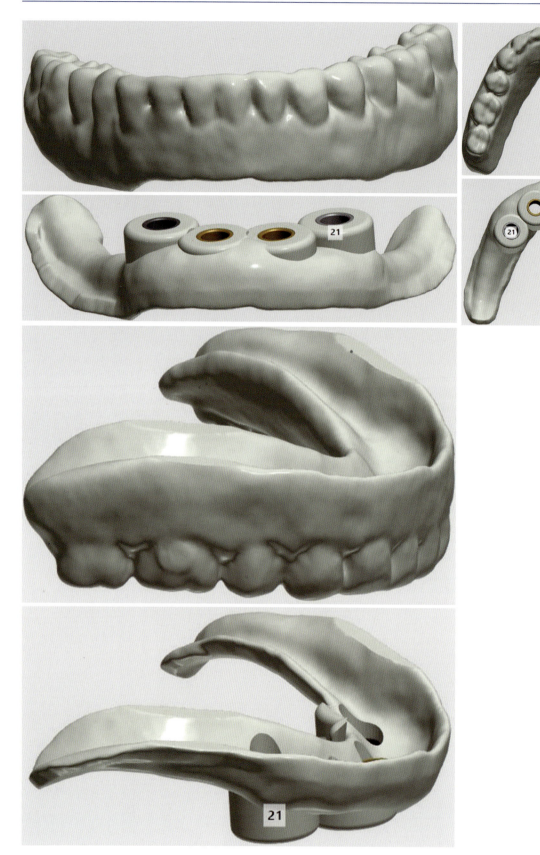

图4.10 两段式非铰链式导板。两部分都有黏膜贴合面，二者不能适配

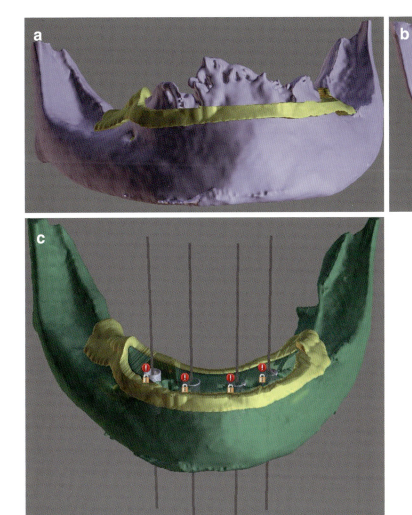

图4.11　通过人工三维重建（定制分割）获得的下颌骨表面模型，并制作了骨支持式的短导板（a，b）。为理想植入位点进行预期骨修整后的最终效果（c）

4.6.1　连续缺牙区或游离端缺失的牙支持式导板

由于钻孔时对导板施压，这种情况下会破坏支持力。此外，因导板缺乏黏膜支持，若翻起皮瓣则会加大支持力的破坏。过大力量弯曲甚至会使导板破裂（图4.12）。因此，强烈建议在导板设计时加

入条形杆结构，连接游离端部分或与牙支持相对区域的缺牙区牙槽嵴（图4.13）。

此外，在这类病例中应使固位力最大化，以补偿术中导板出现的任何晃动或移位。因此，在设计时应增加支持牙数目以优化固位。在连续缺牙区以及可用于固位的牙很少的病例中，可在缺牙区内增加一个固位钉（图4.14）。

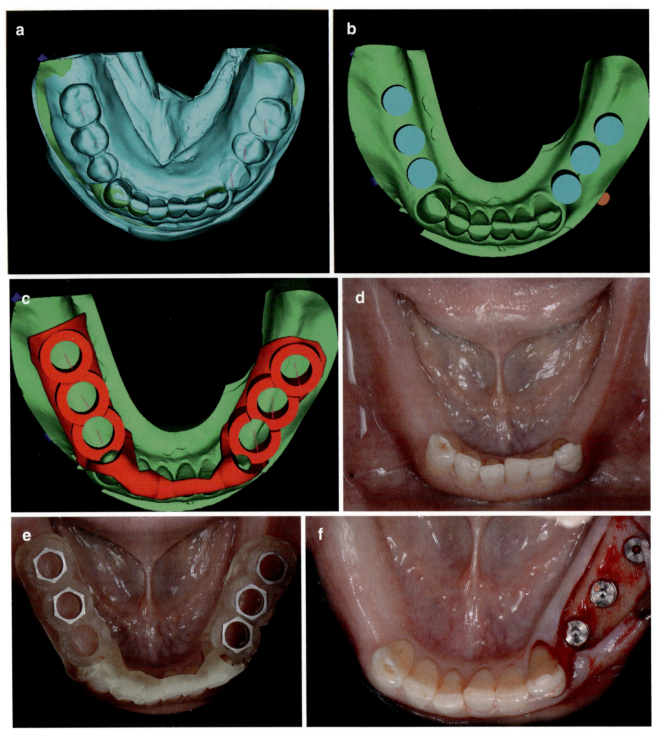

图4.12 下颌双侧游离端缺失患者。蜡型以及初始模型信息上传至软件并与CBCT图像合并（a）。在患者缺牙区上进行导板设计（b，c）。推荐在此情况下使用加固杆。患者的初始情况（d）和导板适配情况（e）。评估软组织后，在左侧缺牙区设计一皮瓣，在右侧计划采用不翻瓣的方式（f）。首先，采用传统的皮瓣入路是需依靠对侧黏膜的支持。避免组织出现肿胀以及提高导板适配度，尚未在右侧注射麻药。因为该象限的导板适配度较差，在植入种植体后，种植体支架有助于提高导板系统的稳定性（g）。软组织环切（h）以及在右侧采用不翻瓣的方法植入种植体（i）。术后3个月效果，在左侧进行了二期手术，软组织已经完全愈合（j）

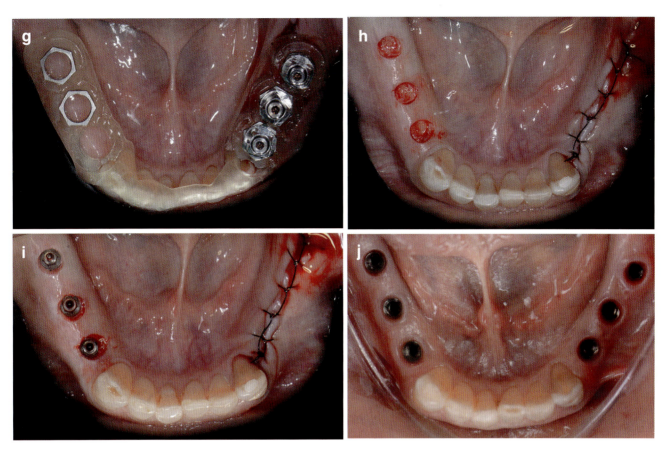

图4.12（续）

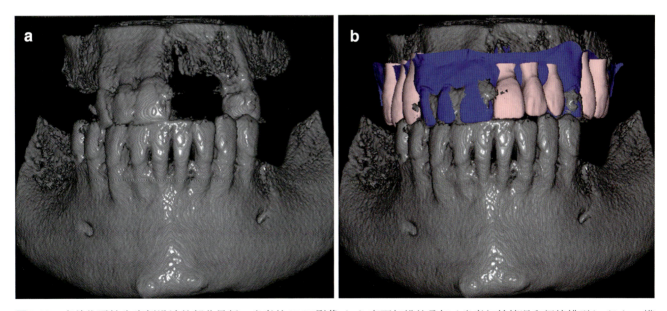

图4.13 多单位牙缺失病例设计的部分导板。患者的CBCT影像（a）表面扫描的叠加（患者初始情况和间接蜡型）（b）。模拟植入种植体（c）和设计导板（d）以获得3D打印导板（e）。患者的初始情况（f）、导板的拟合度（g）和最终效果（h）。可通过设计腭板来提升此导板的稳定性

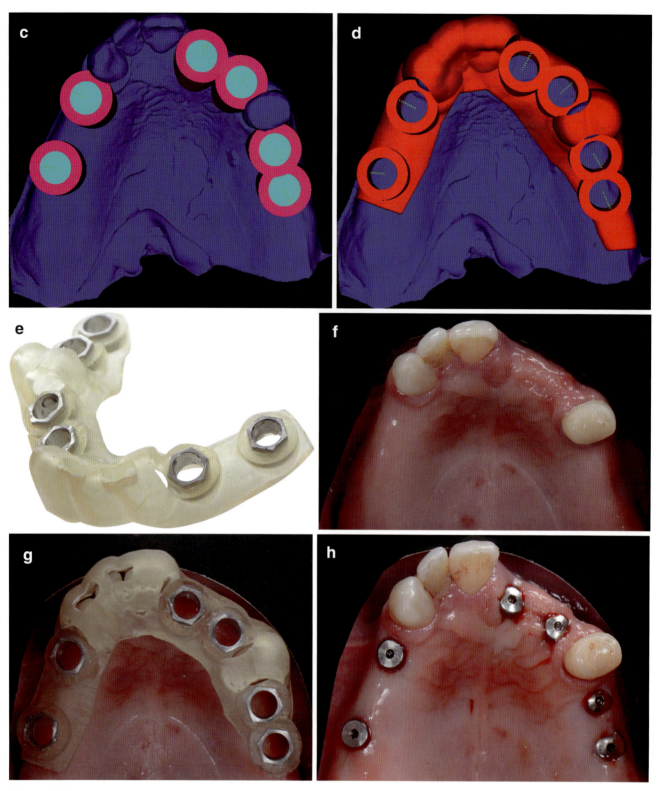

图4.13（续）

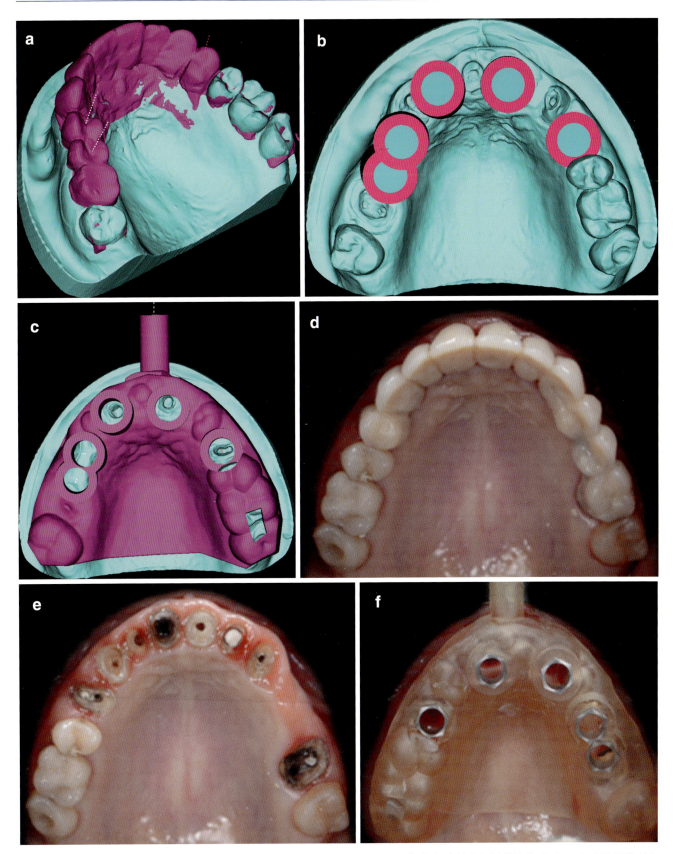

图4.14　上颌牙列缺损病例的手术计划。使用蜡型和有余留牙列的模型，根据修复计划来规划种植体（a）。在无牙颌模型上设计导板（b）。添加固位钉以增强固位，增加腭板以提高支持力（c）。用生物相容性树脂进行导板3D打印（d）。患者的初始情况（e，f）。导板适配情况（g）和最终效果（h）

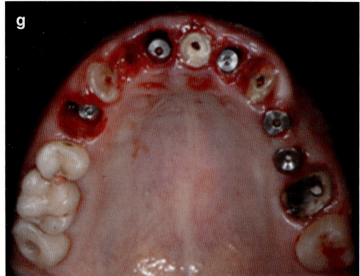

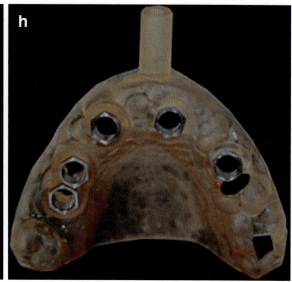

图4.14（续）

4.6.2　利用余留牙列的混合支持式导板

　　一些无牙颌病例在治疗时尚存余留牙。因此，只要当余留牙的存在不会影响未来种植体的分布，设计导板时就可将余留牙包括在内，可利于加强固位和导板定位。若牙列中提供支持的牙齿分布良好，可通过基牙的共同就位道定位导板（图4.15），设计无咬合平面的一段式导板。若余留牙不足以为导板提供精确定位，则须使用咬合平面（图4.16）。此外，还可以增添固位钉来改善固位。

　　Ciabattoni等[9]提出了该技术的改版，当为导板提供支持的基牙与种植体植入位点发生冲突时，可采用这种改良技术。在此改版技术中，将第一块导板（拔牙前手术导板）安放于策略性余留牙上，并在先前愈合区评估第一颗种植体的备洞情况。当第一颗种植体植入后，移除此导板并进行拔牙操作。第二块导板（拔牙后手术导板）是用固位钉固定的，其固定位置与第一块导板相同。然后将可扩张的导板–愈合基台拧入已植入的种植体上，于是新种植体就可以植入到新鲜的拔牙窝中。总的来说，第一块导板利用了剩余牙列，第二块导板利用了近期植入的种植体来精确地进行数字化规划。

4.6.3　附带截骨配件的导板

　　如前所述，导板可设计成多种形式。然而，只有临床医生充分理解支持、密合、定位、稳定性和固位的概念（这些概念都是相互关联的），才能赋予每个病例个性化设计的可能性。此前，讨论的所有病例都是使用一次表面扫描来设计导板的，而忽略了对间接蜡型等的扫描使用。

　　由于技术革新是无止境的，经验丰富的技工能最大限度地设计个性化导板，以适应多次扫描。牙齿和黏膜在同一表面扫描中获取，而骨骼模型来自CBCT的3D渲染图。可将导板设计成由牙结构支持（通过IOS或EOS获得的表面扫描），并同样适合于相邻的骨表面（通过分割过程获得的表面）。这意味着需要将这两个STL文件合并（叠加）。

　　这种方法因相邻的牙和/或黏膜提供了支持，可以改善传统的骨支持导板的适配度（见第4.5.2节）。此外，可以使用同一导板实现联合手术，如种植体植入和窦壁入路（图4.17）。

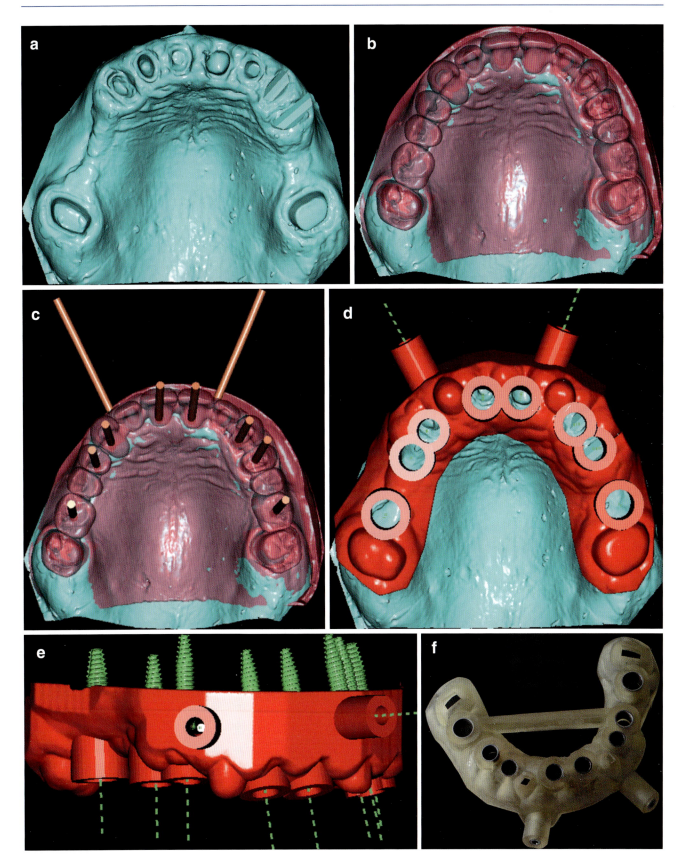

图4.15 评估种植体的分布情况，以确定是否可在不干扰种植体植入的情况下保留部分牙齿。患者初始模型（a）和间接蜡型（b）。通过蜡型表面扫描（c）以及安放在初始模型上的导板来引导种植体植入（d）。因余留牙有助于导板定位而设计了整体式导板。然而，堆积的蜡牙固位能力很低，因此增添了额外的固位钉（e，f）。患者初始情况（g），拔除多颗牙后的导板固定（h）。种植体植入后保留了关键牙（i）并将其作为即刻暂时性修复的核心（j）

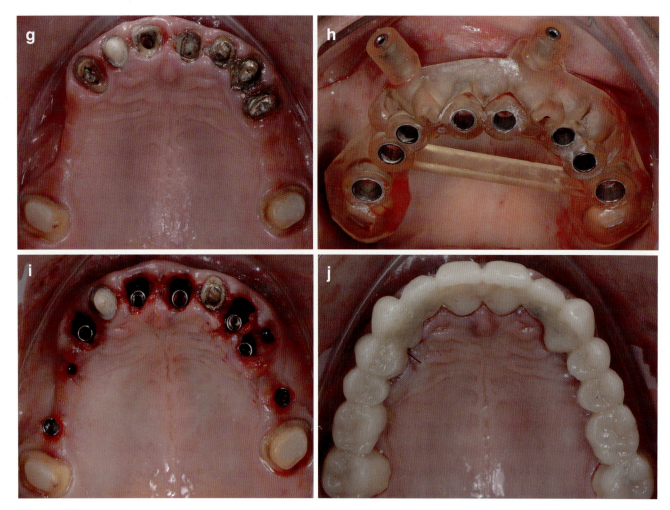

图4.15（续）

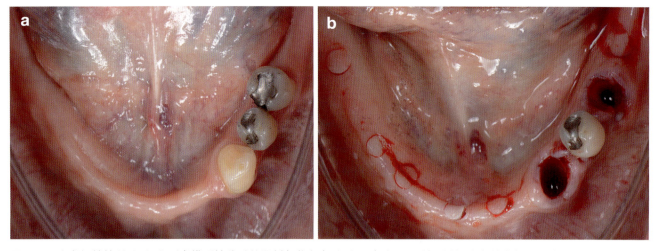

图4.16 患者初始情况（a）和石膏模型转移后的即刻负载方案（b）。保留34以利于导板稳定并在软组织中钻孔（c）。仅靠牙结构不足以确定导板位置，故利用咬合关系来定位和固定导板，同样也增加了固位钉（d）。水平杆能在骨切开时减少导板的变形，但在设计时未包括在内。一旦植入种植体，拔除34，并固定临时基台（e）。立即取出临时修复体，以便基台的安装（f）。术后即刻情况（g）

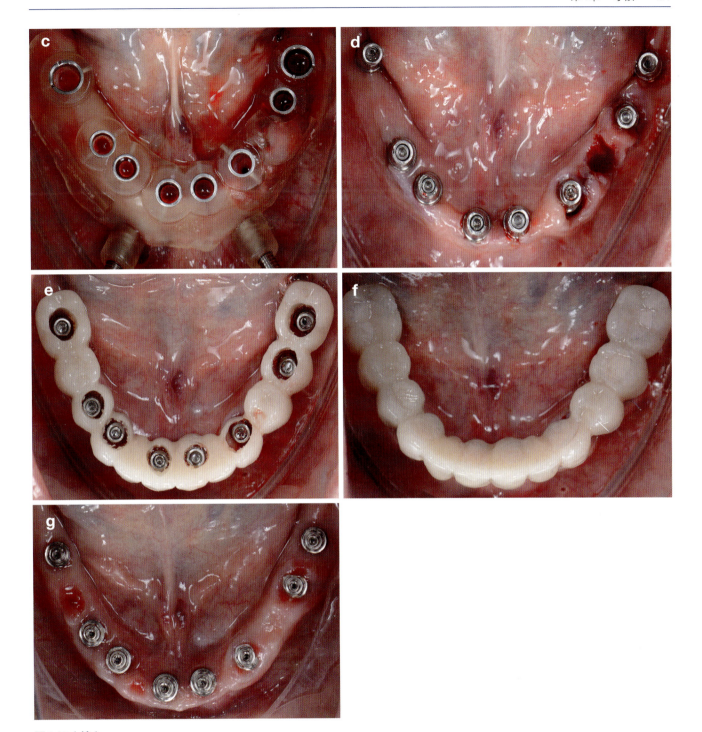

图4.16（续）

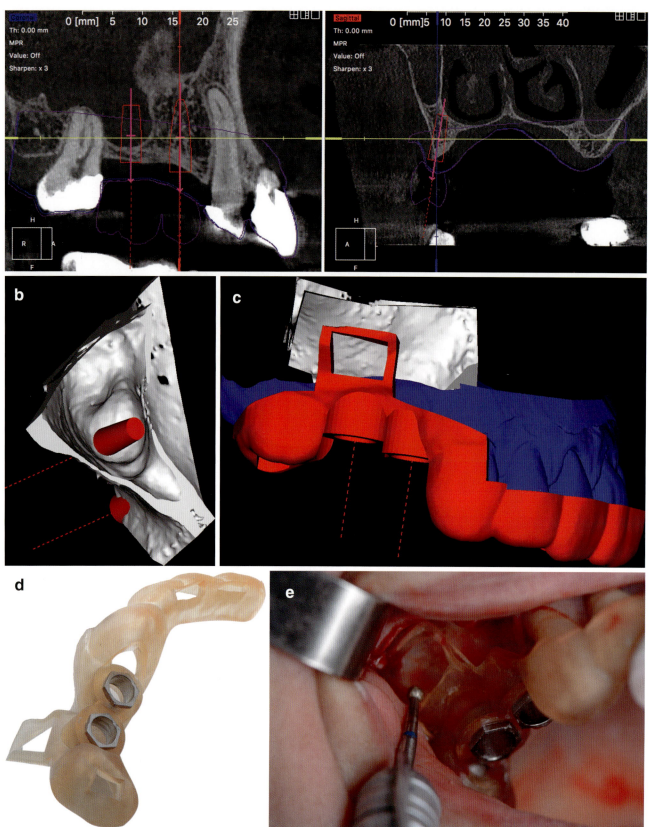

图4.17　上颌后牙区的种植手术计划。制作蜡型后，上颌窦底提升同期植入种植体（a）。通过渲染将一部分上颌骨面图分割并导出STL文件，种植体理想位点涉及上颌窦（b）。用这两个STL文件设计导板，引导上颌窦骨切开入路和种植体同期植入（c，d）。翻瓣后导板就位，种植外科医生可以清楚地看到开窗范围（e）。上颌窦侧壁入路（f）

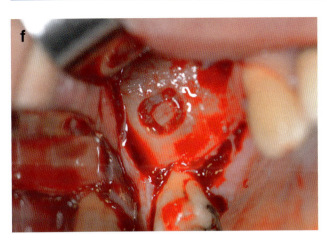

图4.17（续）

4.7　微种植体支持式导板

　　无牙颌患者的治疗方案是复杂的[10]，因此，要求经验丰富的种植外科医生遵循精准的修复计划。

　　在静态引导下实现手术的精准性是具有挑战性的。因此，在无余留牙以提高导板适配度的情况下，使用辅件可以精确地将虚拟手术计划转化为临床实际。

　　一些品牌有微型种植体，也称暂时性种植体，在上述病例中可能效果显著。Gallucci等[11]提出了详细的方案以应对上述情况，包括以下步骤：

- 进行蜡型试戴。
- 植入微型种植体，以免影响后期种植体的植入。
- 在微型种植体上安放导板，用于CBCT扫描以及表面扫描的数字化处理。
- 虚拟规划提供了微型种植体的支持导板。
- 暂时性修复体的制作也以微型种植体为参考。
- 若术后条件充足，可进行种植体即刻负载。若不能实现即刻负载，在整个愈合期将由微型种植体支持暂时性修复体。

第5章 种植钻针系统

Implant Drilling Systems

Diego A. Brancato, Jorge M. Galante,
Nicolás A. Rubio

5.1 前言

在导板手术的操作流程方面，本书前4个章节仅涉及导板系统软件的使用。然而，实际上种植引导手术所涉及的硬件方面也有诸多选择。与传统的种植手术一样，种植体及相关器械的选择同样也会影响结果。种植导板引导手术的整体精度取决于数据采集变量（CAI）、精确的导板设计（CAD）、精准的制造（CAM），当然还有最合适的手术操作。

临床经验对于实现理想预后来说至关重要，而理想的预后结局又是导板手术所期望达到的目标。无论是传统种植手术还是导板引导下的种植手术，术者的临床经验都是手术成功的关键一环[1]。为了排除该因素的影响，我们必须考量临床医生之间不同的学习曲线，同时考虑到手术中所使用的器械之间的差异。

与传统种植手术相比，每个种植体系统的导板手术都有特定的钻孔方案。这不仅包括钻针，还包括与所选CAD（计算机辅助设计）兼容的套筒、手柄、手机、固位钉和虚拟库。因此，并非所有种植体系统都与导板手术兼容。任何种植体系统都无法单独满足导板手术的所有需求。

在手术阶段，导板可以使用不同的钻孔方案，故精准度的第一个变量取决于所使用的钻针系统。我们将在这一章节对此进行详细讨论。

第二个变量包括使用导板手术和/或操作流程中的任何工具组合的不同种植体植入技术（即引导钻备洞自由手植入与全程引导的植入）。关于这些最新的选择将在下一章节中进行讨论。

5.2 综合考量

为了分析所有种植系统中的选择，我们从以下5个方面进行介绍。其中不涉及由虚拟计划制作的导板及钻孔的设计，因为它们不是静态引导手术（s–CAIS）方案的一部分。术语"静态"是指在窝洞预备期间限制钻头的横向移动或角度变化。

导板种植手术系统（外科工具盒）可分为两组：一组提供包括在钻针内的引导段，另一组提供手柄工具以适配钻针和套筒，它们可以通过金属导环与导板连接。此外，也可以在导板上设计装配金属导环或者直接在导板上安放套筒。

误差是物体之间适合或作用的物理距离或空间所允许的极限值。对于导板手术整体精度而言，误差控制是至关重要的，因为钻孔系统之间的不同误差对钻孔精度有着直接影响[2]。备洞手术所需器械的数量增加将导致误差积累，最终影响种植精度。

D. A. Brancato (✉)
KeepGuide, Buenos Aires, Argentina

J. M. Galante · N. A. Rubio
Universidad de Buenos Aires,
Ciudad Autónoma de Buenos Aires, Argentina

© Springer Nature Switzerland AG 2021
J. M. Galante, N. A. Rubio (eds.), *Digital Dental Implantology*,
https://doi.org/10.1007/978-3-030-65947-9_5

5.3   套筒式手术导板

通过导板设计相应的钻孔来放置金属套筒，以配合不同系统的种植体使用。临床医生可以找到针对不同种植体直径（或近端–远端空间）设计多个套筒选项的系统，或者提供单个套筒模型以适应所有需要的系统（图5.1～图5.3）。导板的设计应考虑钻孔和套筒之间的间隙（公差）。如前一章节所述，该间隙的软件设置取决于所选的CAM工艺和材料；以及制造商在CAM处理和后处理方面的经验。

临床上，应尽量缩小这一间隙来减少套筒位移对导板精度造成的误差，所以金属套筒必须用流体树脂固定在导板上[3]。一些软件在设计时会预设微小的间隙，以便临床医生在套筒就位后注入流体树脂（图5.4）。

此套筒式外科导板是最常见的，可以用增材制造或减材制造。进行导板定位下窝洞预备时，最关键的是钻针和种植窝之间的误差。如前所述，钻针系统和套筒均由种植体公司制造和交付使用。因此，在选择用于导板种植手术的系统时，必须考虑每个品牌的手术器械制造精度。这与传统的植入手术是一样的情况：产品制造中的误差是每个植入系统精度的关键因素之一。

根据所使用系统的不同，套筒将会与钻针或手柄配合使用（图5.5）。

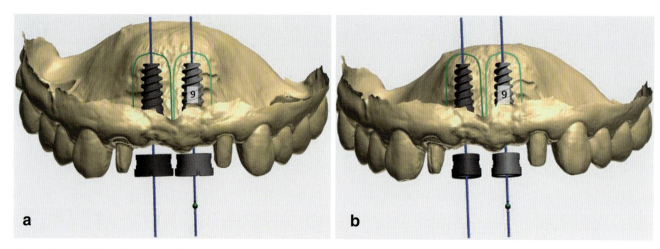

图5.1   同一种植体系统内对不同直径（甚至不同的近远端空间）种植体提供不同的套筒选择（a，b）

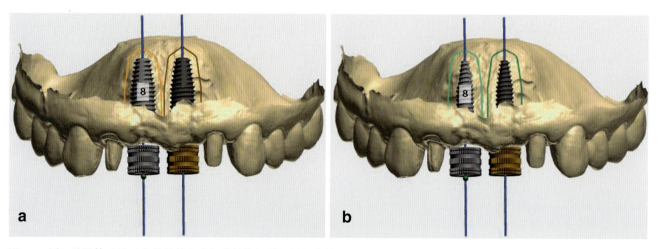

图5.2   同一种植体系统对窄种植体和常规种植体提供相同的套筒选择（a，b）

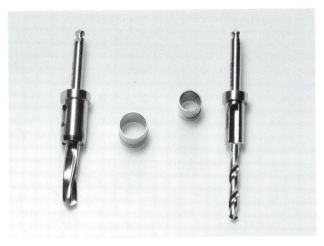

图5.3 不同的套筒及相应的定位钻，适用于常规或窄直径种植体

5.3.1 引导钻系统（用于套筒式手术导板）

引导钻系统中的金属套筒匹配一个具有特殊设计的钻头，它由切割部分和导向部分组成（图5.6）。切割部分是按照传统的螺旋形钻头设计的，按照直径和长度依次排列。导向部分由一个圆柱体与套筒配合，引导窝洞预备。虽然切割部分不同，但所有钻头的引导部分都是相同的。配套器械如环切钻和携带器也包含一个引导段，与金属套筒的内径相对应（图5.7）。

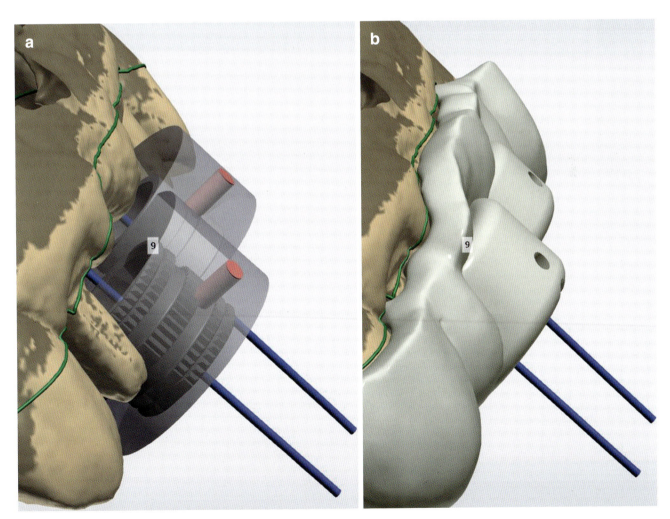

图5.4 通过流体树脂将套筒粘接到导板的通道设计（a，b）

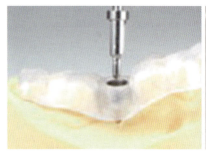
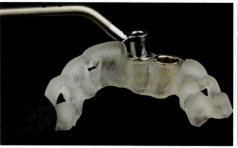
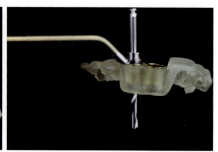

图5.5 引导钻插入套筒（左），手柄装入套筒（中）。钻头直径由手柄控制（右）

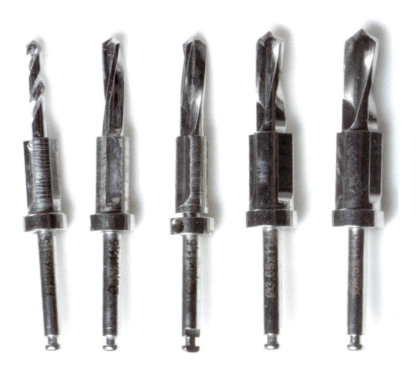

图5.6 引导钻设计。切割部分上段是与套筒内径相对应的引导段。请注意，前3个钻头适应于较小直径的套筒，而另外2个钻头则适应较大直径的套筒，说明这个系统对不同的种植体直径有不同的套筒尺寸

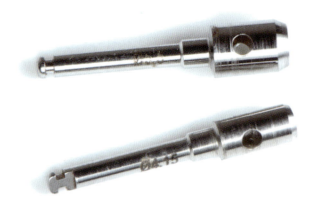

图5.7 带有引导段的附属仪器（组织环切钻）

不同长度的种植体对应特定的钻头。建议使用逐级备洞方案来达到所需的长度[4]，同时，在切割时，钻针的导向部分应始终位于套筒内。在开始钻孔之前，确保导向结构一半嵌在套筒内（图5.8）。例如如果植入12mm长的种植体，钻孔的顺序应该是（8mm—10mm—12mm）。此外，为了完成整个引导方案，所有的系统都包括一个皮质骨切割钻，该钻通常是短钻针，以便顺利地备洞。

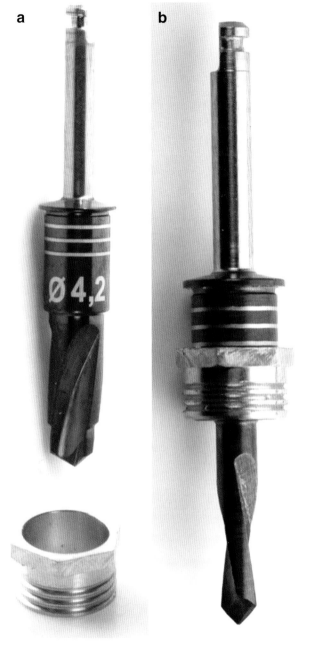

面不平整，以及计划在骨面下预备，都会出现这个问题。为了解决这个问题，建议进行细致的组织环切（无瓣手术）和软组织分离。此外，在牙槽嵴顶下预备可能需要使用以下长度的钻头来达到所需的深度；或者使用皮质骨钻来消除阻力（图5.10）。

这个问题的一个潜在解决办法是在引导钻和切割钻之间添加一个非切割部分。这个问题在钻孔备洞或者植入种植体时都会出现。有些种植体支架设计得很细，所以不会干扰牙槽嵴顶下的植入。相反，有些种植体的携带器基座的支架比种植体肩部宽，故会妨碍种植体植入，尤其是不翻瓣手术，牙槽骨轮廓是不可视的（图5.11）。

在导板钻针系统中，种植体肩部和套筒位置之间的距离（称为偏移）对于所有规划的种植体都是相同的。这是因为所述偏移已经在手术盒的每个器械中建立。这种固定距离的主要缺点是无法在不同的临床情况下进行定制。相反，均匀偏移的一个明显优点在于种植体携带器有一个明确的止点，表明种植体已经达到所需的深度（图5.12），这在手术视野不清晰的后牙区域尤为有利。

总而言之，在规划深部植入手术时，必须综合考虑注意事项。另一方面，与下面描述的系统相比，引导钻系统倾向于简化备洞方案，减少间隙和偏移累积[5]。

5.3.2 钻针手柄系统（适用于套筒设计的引导手术）

在钻针手柄系统中金属套筒配套的手柄将导板定位孔直径缩小以容纳钻头的较小直径，类似于减径手柄（图5.13和图5.14）。钻头的设计与常规钻头相同，但在到达所需深度时，在与手柄相接的嵴顶水平处有一个止动装置。由于这些钻头在器械上保持相同的直径，所以骨面下的预备没有问题。该系统通常不会遇到组织干扰的问题；然而，由于种植体携带器通常与套筒直径一致，所以如前文所述，该系统面临种植体深部定位的问题。

在整个过程中，通过手柄完全引导钻针。因

图5.8 引导钻及其切割段和引导段。引导段必须有一半长度位于套筒内，以便对钻头进行引导。因此，建议采用逐级备洞的方法，从初始长度开始，直至达到最终深度（a，b）

使用该系统时通常会遇到一些问题，即在遇到障碍物时无法到达所需深度。这是因为大多数系统使用的是与种植体长度相等的活动部分，紧接着是引导部分，这部分要宽得多。因此，这个部分可能会碰到皮质骨层处的软硬组织（图5.9）。如果没有正确地取出组织环切钻，卷入软组织皮瓣，或者骨

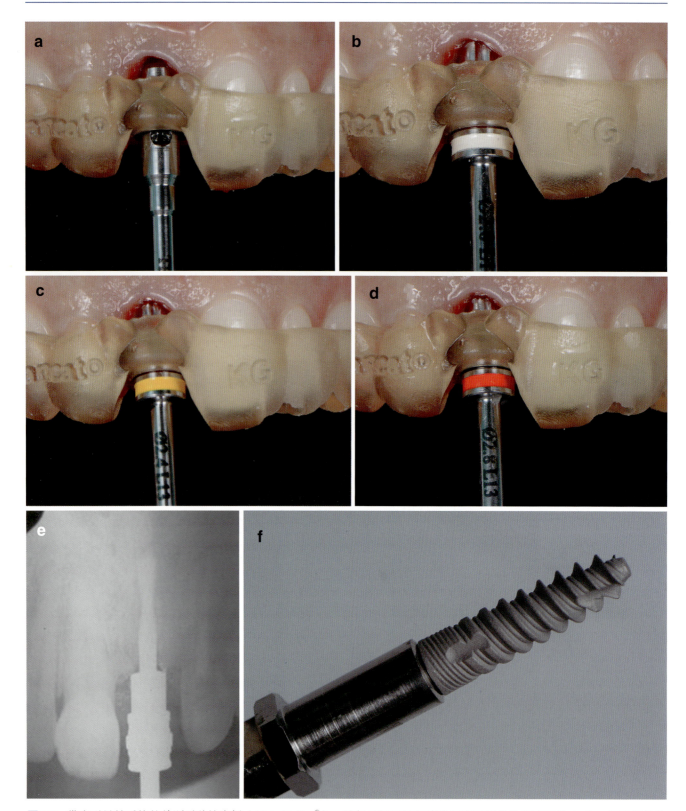

图5.9　带有引导钻系统的单颗牙种植病例（AlphaBioTec®）。进行组织环切以消除所有可能的软组织干扰（a），然后以钻孔直径增量（b~d）进行逐级备洞。在RX（e）处可以看到牙槽嵴顶骨组织干扰，因此，需要做轻微的轮廓修整。注意种植体安装在导向携带器（f）上时的水平平台位移。已确认植入深度位置（g）

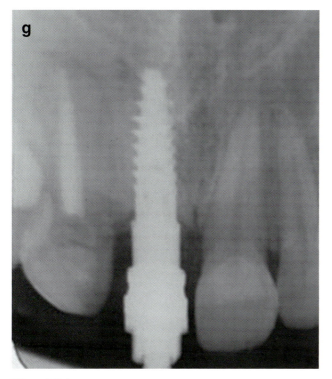

g

图5.9（续）

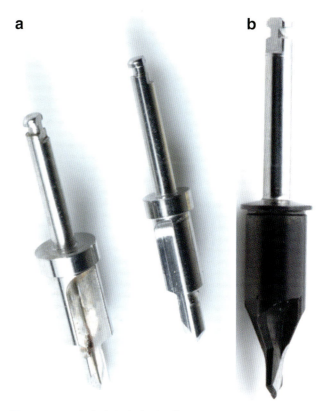

a　　　　　　b

图5.10　用于初级备洞的皮质骨钻（a，b）

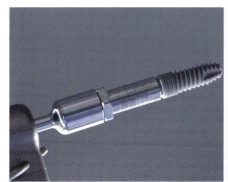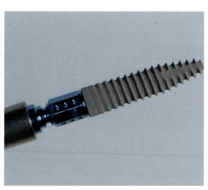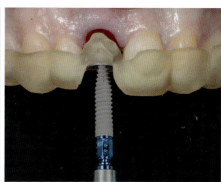

图5.11　种植体携带器比种植平台宽（左），带转换平台的种植体携带器（中、右）

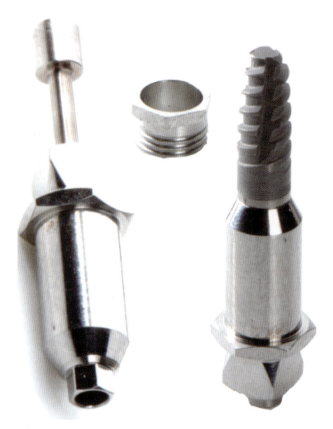

图5.12 具有引导段和可视制动设置的种植体携带器

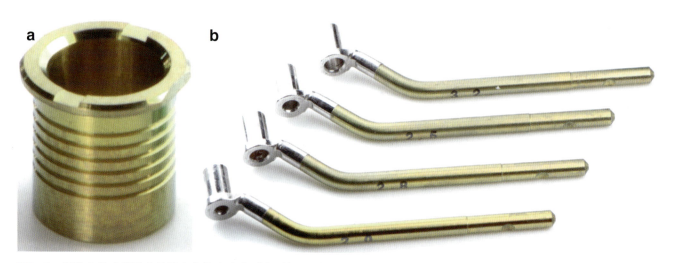

图5.13 调整和修改钻孔内径的主套筒（a）与减径手柄（b）

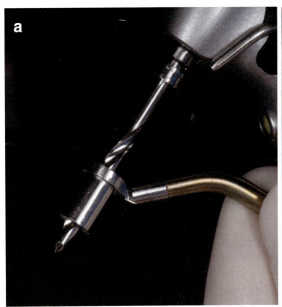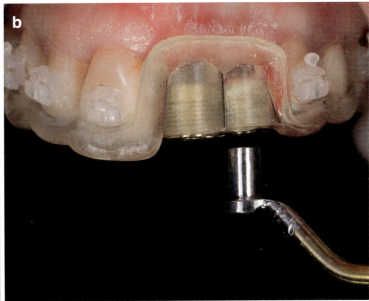

图5.14 使用减径手柄将较细的钻针装入套筒（a，b）

此，每个直径的手柄对应使用一个钻头，而不需要逐级操作。通常情况下，即使是面对同一位患者，这些系统可以提供不同型号以应对不同的临床情况。同时还可以调节手柄高度及钻头长度来进行距离补偿[4]（图5.15和图5.16）。

与引导式钻针系统相比，钻针手柄系统向临床医生呈现了更为复杂的操作场景。几个变量的操作包括了解套筒偏移、手柄高度和每个植入体的钻孔长度选择（图5.17）。因此，一些软件程序在手术过程中提供用于打印和可视化的钻孔报告，其在规划多颗种植体植入时非常有用（图5.18）。

此外，添加多个元素会增加间隙的差距。如前所述，导板和套筒之间的误差将取决于CAM工艺，而套筒柄和柄钻误差将取决于种植体公司的制造及其精度[5]（图5.19）。

在具有可变偏移量的系统中植入种植体，通常需要一个包含指示线的携带器来确定所需深度（图5.20）。在后牙区域，这一界限很难被观察到。

总之，该系统简化了骨下备洞的准备工作，提供了受控制的偏移，避免了钻孔过程中的组织干扰。然而，在手术过程中必须控制多种变量，并且需要两只手来固定手柄和钻针。

5.4 无套筒手术导板

将套筒结合到设计中制造外科导板的趋势日益高涨[6]。这个理念旨在缩小误差，从而提高精度。CAM程序的精度对于获得可靠的钻孔至关重要，其必须在没有金属预制件的情况下与钻针直径匹配。手术盒与上述套筒式导板的相同。唯一的区别是省略了金属套筒，并将其设置在导板内部（图5.21）。

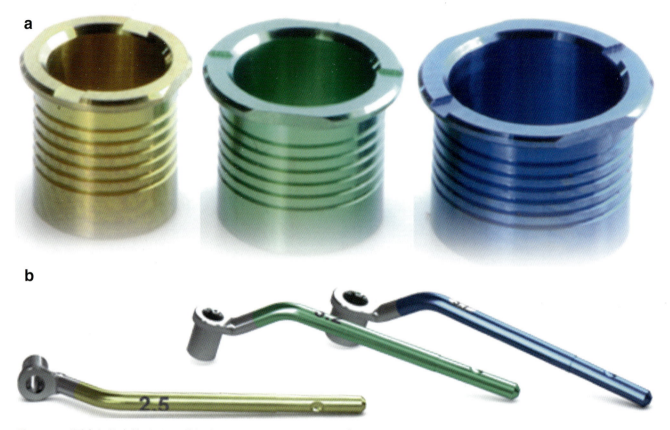

图5.15 不同直径的套筒（a）及其相应的手柄（b）（BioHorizons®）

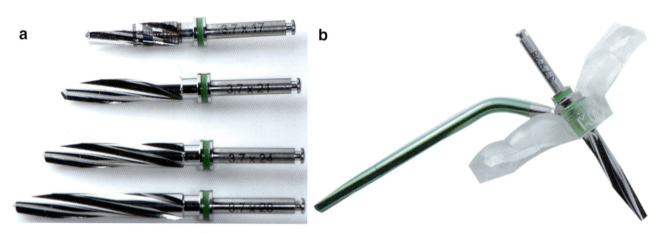

图5.16 引导钻针系统（BioHorizons®）。钻孔长度的变化取决于软件提供的操作方案。这些钻头的长度与种植体的长度无关，而与软件设计中需要达到的备洞深度有关（a，b）

图5.17 导板系统（Straumann®）。按颜色编码的手柄与钻头对应。此外，手柄高度补偿可以用1个彩色圆点（+1mm）或3个圆点（+3mm）（a～c）。请注意，钻头的直径沿整个活动段长度保持不变

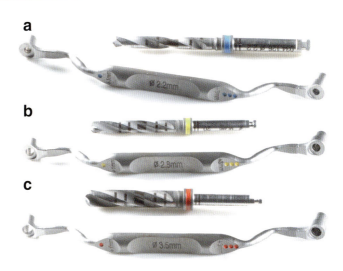

种植体及套筒							基本种植窝预备		
种植体位置	种植体编号	种植体型号	套筒编号	套筒型号	套筒高度	套筒位置	直径	长度	手柄补偿
2	021.6508	BL, Ø 4.8mm RC, SLA® 8mm, Roxolid®, Loxim®	034.053V4	Ø 5.0 mm T-sleeve	5 mm	H6	Ø 4.20 mm	Medium 20 mm	• +1 mm
4	021.4510	BL, Ø 4.1mm RC, SLA® 10mm, Roxolid®, Loxim®	034.053V4	Ø 5.0 mm T-sleeve	5 mm	H6	Ø 3.50 mm	Long 24 mm	••• +3 mm
5	021.2512	BL, Ø 3.3mm NC, SLA® 12mm, Roxolid®, Loxim®	034.053V4	Ø 5.0 mm T-sleeve	5 mm	H6	Ø 2.80 mm	Long 24 mm	• +1 mm
7	021.2512	BL, Ø 3.3mm NC, SLA® 12mm, Roxolid®, Loxim®	034.053V4	Ø 5.0 mm T-sleeve	5 mm	H6	Ø 2.80 mm	Long 24 mm	• +1 mm
9	021.2512	BL, Ø 3.3mm NC, SLA® 12mm, Roxolid®, Loxim®	034.053V4	Ø 5.0 mm T-sleeve	5 mm	H6	Ø 2.80 mm	Long 24 mm	• +1 mm
11	021.2512	BL, Ø 3.3mm NC, SLA® 12mm, Roxolid®, Loxim®	034.053V4	Ø 5.0 mm T-sleeve	5 mm	H6	Ø 2.80 mm	Long 24 mm	• +1 mm
13	021.4510	BL, Ø 4.1mm RC, SLA® 10mm, Roxolid®, Loxim®	034.053V4	Ø 5.0 mm T-sleeve	5 mm	H6	Ø 3.50 mm	Long 24 mm	••• +3 mm
15	021.6508	BL, Ø 4.8mm RC, SLA® 8mm, Roxolid®, Loxim®	034.053V4	Ø 5.0 mm T-sleeve	5 mm	H6	Ø 4.20 mm	Medium 20 mm	• +1 mm

图5.18 多种植体植入病例的钻孔报告。种植体和套筒的型号，以便后续手术流程。此外，每颗种植体的偏移量（"套筒位置"列；在本选择的系统中为H2、H4或H6），以及应使用的钻头的长度（"引导钻"列；或短、中、长在本系统中选择）和手柄补偿（"钻针套筒"列；+1mm或+3mm在本系统中选定）

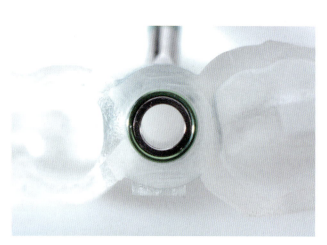

图5.19　套筒和手柄之间的误差（间隙）

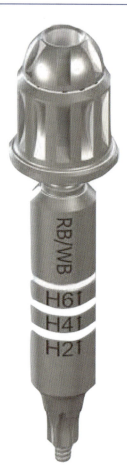

图5.20　每个套筒偏移量的种植体深度线指示

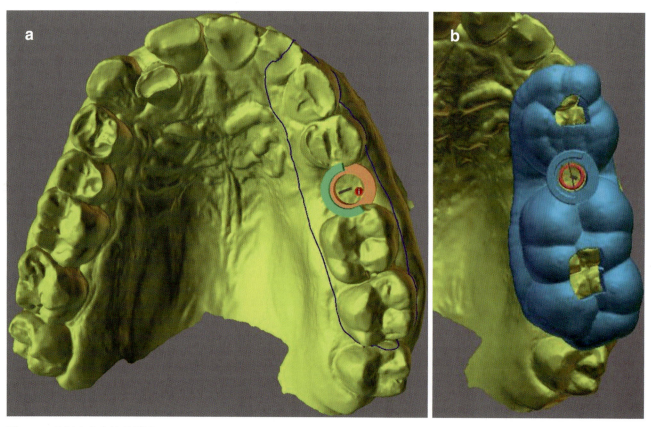

图5.21　导板内含套筒的设计

5.4.1 钻针手柄系统（用于无套筒手术导板）

无套筒外科导板包括匹配手柄的套筒。该系统具有与套筒导板相同的优点和缺陷，但为了提高精度，消除了间隙。

无套筒外科导板可以由不同材料通过打印或切削制作。由于钻针不与导板本身相互作用，而是与手柄配合，因此不存在材料碎屑被带入种植窝内影响备洞的风险。

由于金属（手柄）和树脂（导板）材料之间存在摩擦，套筒手柄误差也得以改善。通过调整适配降低误差。因此，为了允许无摩擦使用，套筒导板必须预备间隙。

5.4.2 引导钻针系统（用于无套筒手术导板）

带有引导段的钻头可以直接用于导板，无需搭配套筒。误差减小至最小，并存在少量摩擦。因此，必须使用不产生碎屑的材料制作导板。

这些导板需要使用PMMA或PEEK材料进行制作，而无法使用3D打印材料，因此成本大大增加。然而，不需要预制金属套筒，在这方面可以降低成本（图5.22）。

此外，在狭小的空间中容纳多个钻孔，显然不可能在钻孔中额外放置套筒，而无金属套筒导板可实现这一做法。此外，钻孔的设计还可以适应不同的组织结构，不同于预制的套筒。在使用这类导板时不会有套筒脱落的风险，虽然常规的套筒导板也不会经常遇到这个问题。

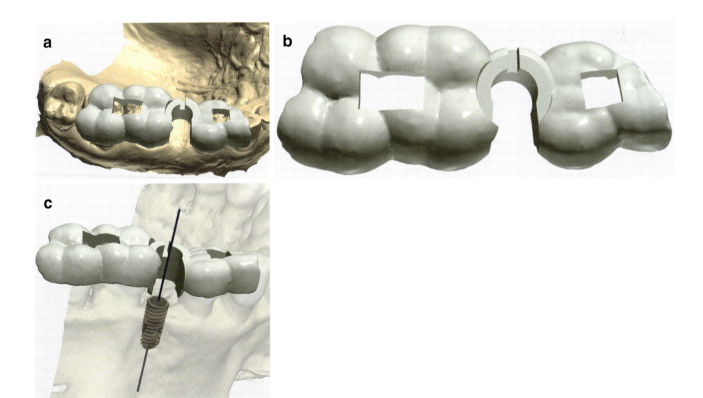

图5.22 导板系统（Osstem®）的无套筒导板设计。该系统在颊侧开窗，以改善钻孔定位，特别是在后牙区域，同时种植窝洞可以得到有效冲洗。在这种设计中，必须注意避免舌腭侧薄弱区域（a～c）

由于制造此类导板所用材料的特殊性，这些导板往往更加坚硬而缺乏弹性，因此使导板的弯曲程度被最小化。此外，使用引导钻时，无论有无套筒，组织干扰都可能是一个问题。

5.5 先锋钻手术导板

一些种植体公司提供小直径套筒，用于匹配第一次钻孔时的先锋钻。套筒内径大约在2mm或2.2mm。它适用于狭窄的空间，常规直径的套筒无法适配安装。在后续的自由手窝洞预备之前，该导板用于备洞深度和方向的预准备（图5.23）。此外，这些导板通常用于在同期骨再生手术中标记植入位置，最终的种植体植入准备需要直视下徒手完成，以保存现有骨量[7]。

这些导板不能引导种植体植入，只适用于先锋钻。尽管如此，这些导板可帮助更喜欢传统自由手操作的种植外科医生在无牙颌中快速定位[8]。由于先锋钻导板使用金属套筒，导板制造可以通过3D打印机或铣床完成。所有的导板材料均可适用。

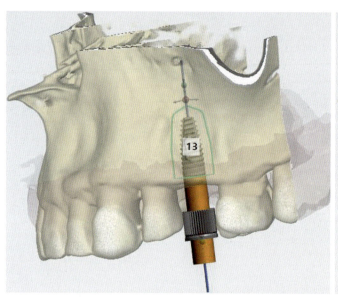
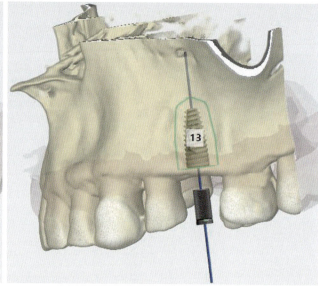

图5.23　全程导板（左）或半程导板（右）的虚拟种植体设计，其中套筒只包含初始（先锋）钻的信息

第6章　种植体植入，准确度评估与文献回顾

Implant Placement, Accuracy Assessment and Literature Review

Diego A. Coccorullo, Nicolás A. Rubio

6.1　前言

本章阐述种植体植入方案的选择并评估其准确性，其次，笔者就如何提高种植引导手术准确度进行了文献回顾。

与导板设计相似，种植体的植入方式影响最终准确度。此外，其他因素也影响着种植手术结果的可预期性。

引导种植手术方案中，有不同的植入方案可供选择。一方面，临床医生可联合引导式备洞及自由手植入将虚拟计划转移到临床实践中。另一方面，全程引导方案的种植窝洞预备和种植体植入都是在导板引导下进行的。此外，前文描述了另一种选择（见第5章第5.5节），即导板仅引导窝洞预备的第一钻。具体选择何种方案取决于临床条件、外科医生的经验与偏好。

总体准确度的评估基于虚拟种植体位置转移到颌骨的可靠性。因此，一旦手术方案涉及自由手操作，最终的临床结果与初始计划之间的偏差就更大。评估此变量可以通过分析种植体颈部与根尖部的角度误差（°）和线性误差（mm）。据文献报道，种植体植入深度的偏差也是不容忽视的。

为了评估数字化方案的准确性，研究者们试图将引导种植手术与传统种植手术进行比较。尽管结果是令人满意的，但二者之间很难进行比较，因为非引导性手术没有将术前设计的种植体位置与术后进行对比。对于此类病例应同样制订数字化种植方案，以帮助临床医生了解预期的种植体位置。然而结果仍然是无法被客观衡量的。

这里值得强调的是，静态计算机辅助种植手术（sCAIS）植入的种植体存活率为95%～100%。这一数据表明数字化种植就骨结合来说是一套可靠的方案。

6.2　种植体植入方案的选择

种植导板手术的科学依据，在临床日常实践中已得到验证，其种植体存活率与常规手术相当[1]。然而，必要的技术培训和专业知识才能获得较高的可预期性。

静态计算机辅助种植手术（sCAIS）为术者创造了一个机会，即术者可以预先制订计划并将其准确地转移至患者。只要遵循严格的适应证，临床医生就可以达到预期的目标。sCAIS看似是一种简单的方法，但（临床医生）都必须专业地评估每一种临床情况。在临床决策中，种植体植入往往是手术过程中最具变数的操作。

D. A. Coccorullo (✉). N. A. Rubio
Universidad de Buenos Aires,
Ciudad Autónoma de Buenos Aires, Argentina

© Springer Nature Switzerland AG 2021
J. M. Galante, N. A. Rubio (eds.), *Digital Dental Implantology*,
https://doi.org/10.1007/978-3-030-65947-9_6

因此，本文介绍3种基本的种植体植入方案，以供临床医生选择：先锋钻引导、半程引导和全程引导方案。

6.2.1　先锋钻引导方案

先锋钻引导是最简单的引导方案，是一种设计导板以引导先锋钻备洞的技术，通常称之为定位钻。此钻针的直径通常是1.8～2.2mm。在第一钻预备后，临床医生取出导板并常规地完成后续的窝洞预备。

实行此方案有两种方法。一种是采用常规套筒式导板来限定第一钻的预备。此方法适用于未提供先锋钻工具的种植体系统。另一种选择则是设计一种小直径的"先锋"套筒导板以指导窝洞预备（用于某些特定的种植体系统）。此方法适用于狭窄的缺牙间隙（图6.1）。

先锋钻引导方案的主要应用如下：减小套筒直径以适配于狭窄的缺牙间隙、简化手术工具（图6.2）、必要时适当引导自由手备洞（例如移植区域）、在宽大的缺牙间隙中快速地确定种植体的位置与角度、在同期植骨术前初步预备种植窝洞。

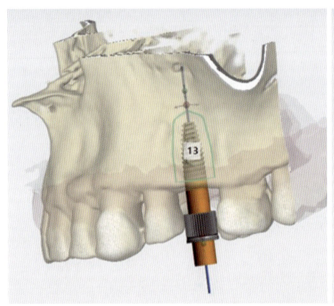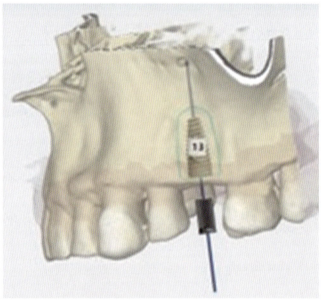

图6.1　引导方案（左）与先锋钻引导方案（右）的种植设计，这两种导板设计都可用于引导先锋钻预备

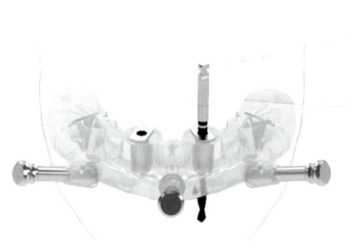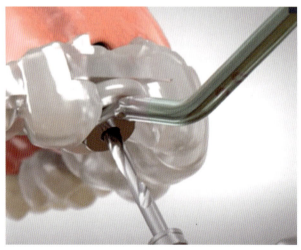

图6.2　Nobel®先锋钻手术工具（左）适用于狭窄缺牙间隙，并降低器械成本。BioHorizons®全程引导式手术工具可用于先锋钻引导方案（右），此导板设计同样适用于全程引导方案

在引导先锋钻预备后还需要进一步使用自由手预备（种植窝预备需要多级钻针），即称之为先锋钻引导方案。相反地，在窄植体或迷你种植体的应用中，手术仅需要第一钻的备洞，那么在这种情况下，则将其视为一种半程或全程引导方案。

6.2.2 自由手的种植体植入（半程引导方案）

在先锋钻引导方案基础上更进一步，也就是在种植体植入前，医生按顺序完成种植窝预备。此方案与先锋钻引导方案不同的是全程的窝洞预备均在导板引导下进行，但种植体仍是通过自由手植入的。

由于此方案不允许自由手备洞，术者必须对引导式备洞有足够的信心，换言之，临床医生应该进行预先评估以确认术前设计与临床情况是完全相符的。一旦临床情况不符合预期计划，引导式备洞方案应弃用并改用自由手备洞以完成后续的操作。

此方案的主要优势在于临床医生可自行评估并在自由手下植入种植体。临床医生可以在没有导板的干扰下，对种植体的倾斜度、邻接关系和深度等参数进行评估。此外，如第5章所述，若种植体植入的位置在骨面之下，大器械难以到达预期的深度。对于这些病例，采用半程引导方案，种植体就可以通过自由手植入，或者可以在部分引导下自由手植入种植体。

6.2.3 全程引导方案

如果数字化虚拟计划顺利运行，导板在手术过程中是完全适配的，且临床情况与术前计划相符，那么全程引导方案无疑是最佳的选择。正是由于全程引导技术的应用，sCAIS的主要优势才得以显现（图6.3）。

全程引导方案即全程种植手术均在导板引导下

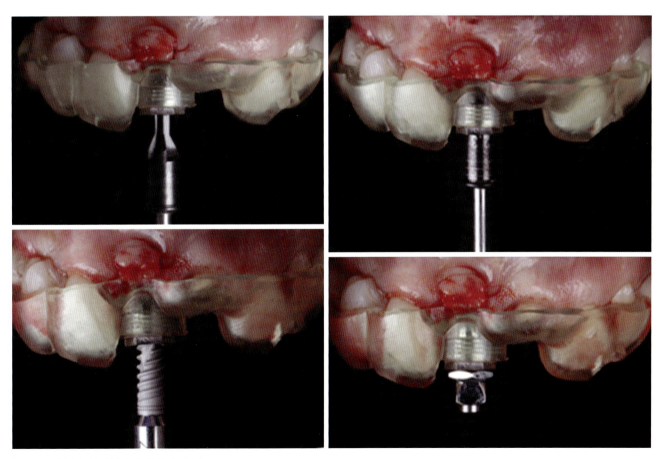

图6.3 采用全程引导方案的临床病例

进行。为了实行此方案，临床上两种不同的器械可供选择。有些种植体系统会提供适用于手术方案的引导式种植体，这种种植体上附有一个专用的携带器。换言之，种植体必须是特殊定制，并且需由医生在软件内挑选。临床医生必须注意的是，两种不同的种植体植入器（引导型和传统型）可能同时出现在同一个虚拟库中。在软件中错误地选择种植体植入器将导致种植体最终的垂直定位不准确。该方案的主要缺点是诊室需要储备足量的携带器。

此外，某些种植体系统则提供一种专用于引导手术的种植体适配器，不同于传统的种植体适配器，该器械上附有种植体携带器（甚至是种植体）。并且，这种适配器上附有一个与引导套筒适配的引导结构，可以帮助临床医生（在全程引导方案中）植入与自由手方案相同的常规种植体（图6.4）。

为了推广自带专用携带器的引导式种植体，品牌商们极力宣称该种植体有助于提高种植精度。尽管这是有迹可循的，他们认为附有引导结构的携带

器与种植体之间的刚性连接可有效减少引导手术的误差，但研究学者并未发现这种引导式种植体与引导式适配器之间的种植精度存在差异[2]。

6.2.4　准确度评估

Younes等[3]在一项临床随机试验（RCT）中评估了种植体的最终位置，比较了传统种植手术与先锋钻引导、全程引导方案的精度差异。种植体位置评估包括种植体角度偏差（AnD）、颈部偏差（EP）和根尖部偏差（ApD）（图6.5）。

此外，Behneke等[4]在另一项RCT中对相同的参数进行了评估，该研究的实验分组包含了自由手的种植体植入方案（半程引导方案），但没有将传统种植手术作为对照组。这两项临床试验的结果如表6.1和表6.2所示。

结果显示，使用引导手术方案可以提高种植精度。其中，全程引导方案是最可靠的技术，其后依

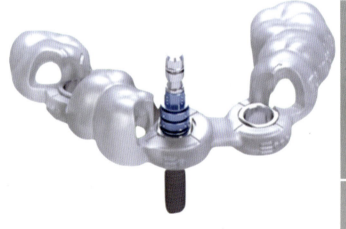

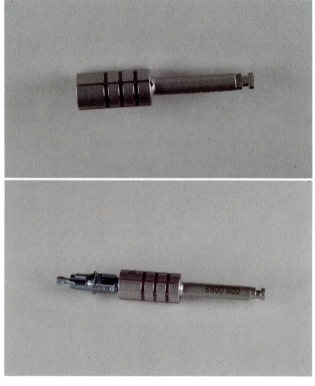

图6.4　自带专用携带器的引导式种植体（左）和Straumann®的引导型适配器用于传统的种植体携带（右）

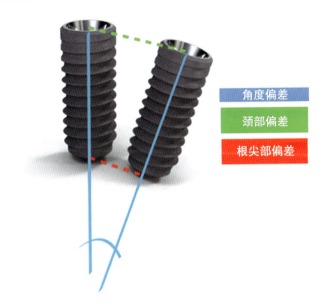

图6.5　种植体位置评估的图示

角度偏差

颈部偏差

根尖部偏差

次是自由手的种植体植入（半程引导方案）和先锋钻引导方案（表6.1）。值得注意的是，3种虚拟引导手术的效果均优于传统种植手术（表6.2）。此外，研究[3]表明，尽管所有冠修复体均计划采用螺钉固位，但其中仍有些病例不得不改用粘接固位，病例分布如下：

- 26例传统种植手术病例中的5例（19.2%）。
- 24例先锋钻引导病例中的1例（4.2%）。
- 21例全程引导病例中的0例（0）。

这两项相似研究之间仍存在一定的差异。尽管Behneke等的研究[4]是于2011年实行的，但该研究的精度结果优于近期的相关研究[3]。这项近期的研究所采取的方案与本书所描述的（方案）类似，且其研究结果与Tahmaseb等的最新文献综述[5]是相符的。上述系统综述的总体结果见表6.3。

临床上，小于2mm的EP、ApD值都是可以接受的。尽管这项系统综述所纳入的各项研究之间存在一定差异，但就种植体根尖部（偏差）的评估而言，全程引导病例中最差的临床结果是2mm（偏差），而传统种植病例是5mm[3]。因此，sCAIS可以将修复和生物学风险降至最低。

Bover-Ramos等[6]还比较了半程引导（自由手

表6.1　引导手术方案中3个变量的精度评估结果，引用自Behneke等学者[4]

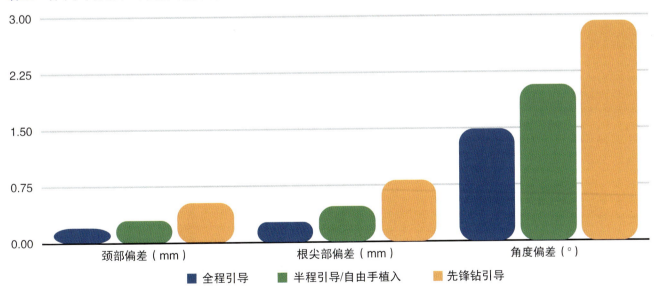

■ 全程引导　　■ 半程引导/自由手植入　　■ 先锋钻引导

	全程引导	半程引导/自由手植入	先锋钻引导
颈部偏差（mm）	0.21	0.30	0.52
根尖部偏差（mm）	0.28	0.47	0.81
角度偏差（°）	1.49	2.06	2.91

表6.2　引导种植手术与传统种植手术的准确度比对结果，引用自Younes等[3]

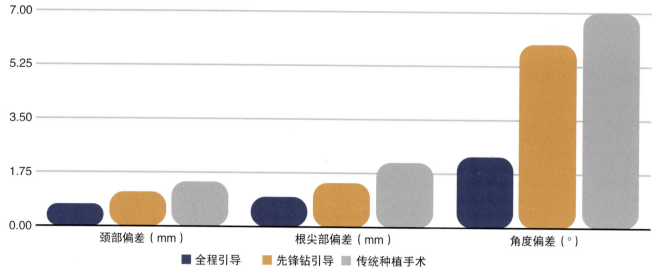

	全程引导	先锋钻引导	半程引导/自由手植入
颈部偏差（mm）	0.73	1.12	1.45
根尖部偏差（mm）	0.97	1.43	2.11
角度偏差（°）	2.30	5.95	6.99

表6.3　对无牙颌/牙列缺损的患者实行数字化引导方案并评估种植体最终位置，其主要结果引自Tahmaseb等[5]

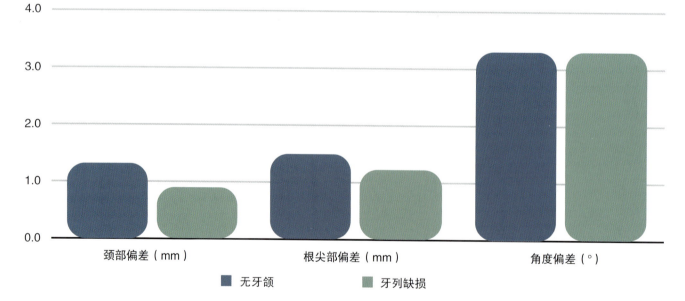

	无牙颌	牙列缺损
颈部偏差（mm）	1.3	0.9
根尖部偏差（mm）	1.5	1.2
角度偏差（°）	3.3	3.3

种植）和全程引导方案在临床、尸体和体外研究的差异。研究结果表明，相比于临床、尸体研究，体外研究获得更精确的结果，由此可知，体外研究趋向于显示更乐观的结果。所以，外科医生应以此为诫，在将体外结果转化为临床实践时，应考虑预留一定范围的安全界限。综上所述，全程引导方案可显著提高种植准确度（即在导板引导下植入种植体）（表6.4～表6.8）。

表6.4　不同研究类型的种植准确度比较

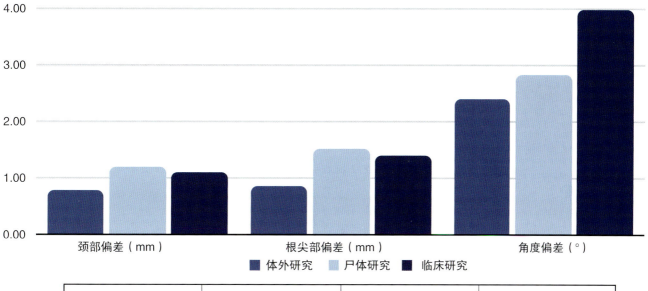

	体外研究	尸体研究	临床研究
颈部偏差（mm）	0.77	1.18	1.10
根尖部偏差（mm）	0.85	1.52	1.40
角度偏差（°）	2.39	2.82	3.98

如预期般，体外设计趋向于显示更乐观的结果

表6.5　不同研究设计的种植体最终位置评估

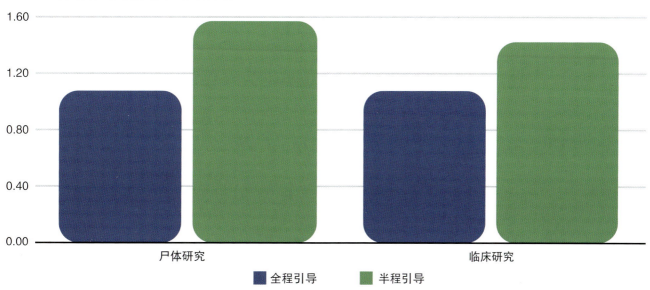

比较半程引导（自由手植入种植体）和全程引导方案的颈部偏差（EP）

表6.6 不同研究设计的种植体最终位置评估

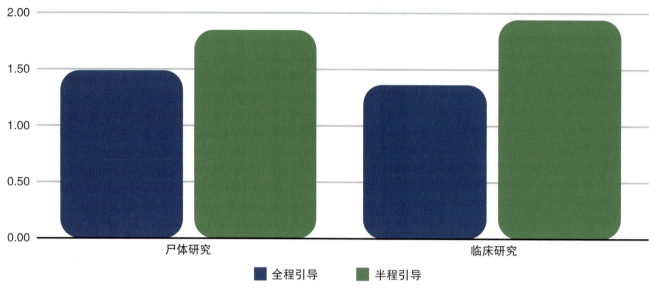

比较半程引导（自由手植入种植体）和全程引导方案的根尖部偏差（ApD）

表6.7 不同研究设计的种植体最终位置评估

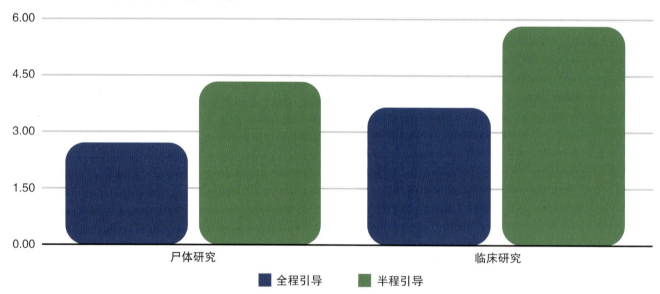

比较半程引导（自由手植入种植体）和全程引导方案的角度偏差（AnD）

表6.8 不同研究设计的种植体最终位置评估

		全程引导	半程引导
颈部偏差（mm）	尸体	1.07	1.56
	临床	1.08	1.42
根尖部偏差（mm）	尸体	1.47	1.84
	临床	1.35	1.92
角度偏差（°）	尸体	2.69	4.30
	临床	3.62	5.82

毋庸置疑，数字化技术的发展以及医生对数字化流程的专业认知都有助于提高种植准确度和治疗的可预期性。因此，近期的临床研究（继Behneke等之后的研究）[3,7-10]所测量的偏差值如下：AnD：1.4° ~ 5.95°、EP：0.43 ~ 1.12mm、ApD：0.67 ~ 1.43mm。这些结果均来源于部分缺牙病例。

6.3　实现虚拟计划准确度的考量

6.3.1　CAI过程的考量

在CAI程序中，图像采集包括表面扫描和计算机断层扫描（CBCT）。

首先，在分析不同蜡型对精度的影响时，模拟蜡型和虚拟蜡型（直接或间接蜡型）之间不存在差异[11]，所以这两项技术都是适用的。

其次，口内扫描仪和口外扫描仪在表面形貌和体积分析方面的差异较小。关于STL文件的获取，Renne[12]等从两个方面进行精度分析：准确性（可重复且吻合的扫描）和真实性（被扫描物体的正确尺寸）。就这两个变量而言，EOS（口外设备）在所有纳入研究的分组中表现出最好的性能。同时，此研究的结果显示，IOS（口内设备）采用的扫描方式（六分区或全弓）不同，其相应的性能也是存在差异的，这与每台设备所需的时间是直接相关的。虽然扫描设备的真实性和准确性被广泛评估，但影响IOS临床性能的因素众多，所以需要我们深入地研究。每个IOS系统应对特定的临床情况都具有其独特的优势，而有些系统则更适于其他用途。我们应该重点关注不同扫描方式对种植体准确度的影响，但这种影响是难以评估的，因为其中存在许多相关的变量需要考虑。

Flugge等[13]发现，在使用IOS和EOS进行模型扫描体外时，口内扫描的准确性较口外扫描更高。据Kiatkroekkrai等[9]报道，使用IOS或EOS进行表面扫描时，种植体最终位置的偏差是最小的。其中，IOS扫描可以获取更准确的结果，但这种差异是不显著的，不具统计学意义的。其他学者未发现与扫描仪使用相关的精度差异[11]，其中一项研究发现口内扫描仪趋于更小的偏差，但是统计学上不显著[8]。

再者，关于CBCT图像获取，根据Patterson等的研究[14]，患者在CBCT扫描过程中移动会影响种植体的根尖部、颈部最终位置。因此，为了追求数字化种植的精准性，我们必须采取相应的措施以改善CBCT成像。然而，在Patterson等[14]的研究中，CBCT

扫描用时是70秒，而现今完成扫描所需的时间则更短。当临床医生决定为老年患者或难以保持静止的患者开具CBCT扫描检查单时，应该考虑再三。另外，此研究发现的种植体最终位置偏差，可能是采用CBCT测量精度结果所导致的。近期研究提倡使用口内扫描技术替代CBCT成像以采集图像。

同时，Flugge等[15]探究图像分割是如何影响CBCT的最终成像的。为此，他们比较了手动和自动图像分割技术在3D渲染效果方面的差异。4名研究学者发现手动图像分割的结果更为可观，因为手动图像分割提高了表面的清晰度，便于图像合并。然而，其中一名研究者则认为这两种方法的结果都是不尽如人意的，这可能会影响上述结果的可靠性。尽管如此，若临床医生想通过CBCT成像获取最好的效果，那么手动图像分割是值得推荐的（图6.6）。

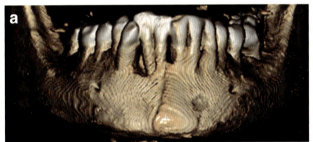

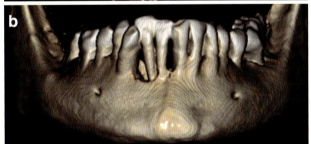

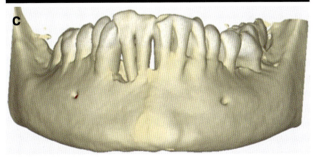

图6.6　不同的颌骨分割方式。从自动分割（a）到参数调整（b）再到手动分割（c），三维重建的效果将影响图像合并

此外，近期的相关研究也分析了颌骨金属修复体的数量对CBCT扫描获取精准数字化图像的影响。在图像合并时，颌骨内6个以上的金属修复体所产生的伪影将导致更大的偏差。因此，这是CBCT图像指导虚拟计划时需要考虑的一个因素（图6.7）。上述结论与Derksen等学者的观点是一致的[7]，他们发现，只要患者口内有7颗或以上的可用于匹配的未修复天然牙，图像合并（的效果）会有显著的改善。

6.3.2　CAD流程的考量

错误的导板设计将影响种植体的最终位置。因此，我们必须阐明一些与导板设计相关的因素。首先，正如第4章所建议的，医生应该利用侧杆（图6.8）或者增厚的材料以加固导板的远中延伸区域。Derksen等的体内研究[7]和El Kholy等的体外研究[16]表明，导板的悬臂与种植体位置的准确度成反比关

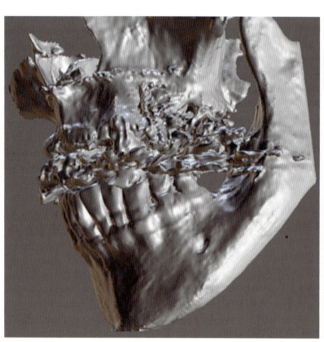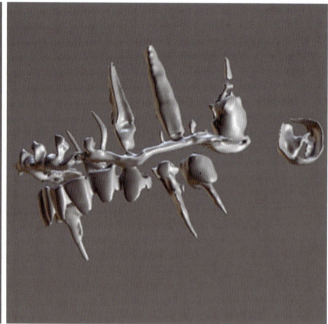

图6.7　金属修复体数量的增加会产生伪影并减损图像的清晰度（左）。即使调整组织密度以减弱伪影，金属修复体仍然清晰可见（右）

系。然而，对于三单位桥，远中种植体植入的准确度不如近中种植体。因此，在应对这种病例时，为了减少导板在远中种植窝预备过程中的形变，优先植入近中种植体是合适的选择。

此外，关于牙列拥挤对种植准确度的影响，Derksen等学者提出了一个有趣的观点。虽然这些病例的导板佩戴是比较困难的，但此类导板的种植体最终位置的准确度偏差无异于贴合整齐牙列的导板。

同时，El Kholy等[16]证实，种植体植入于牙间

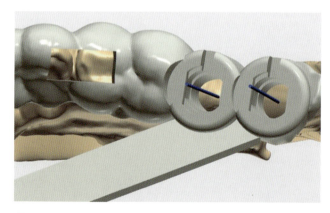

图6.8　侧杆加固远中延展区，减少窝洞预备过程中导板的变形弯曲

（牙支持式导板）或远端（混合式导板）时，其最终位置的准确度是存在差异的。此差异性随着种植体位置偏向远中而增加，如26的种植准确度小于25。然而，这一结果对于角度偏差变量没有明确的记录。该学者认为远中植入种植体影响准确度是由于导板远中延展区缺少支撑而发生倾斜弯曲。

此外，El Kholy等[16]选取了牙支持式导板和单牙种植的病例，评估了种植精度与导板的支撑和固位强度之间的关系。在后牙区，3颗牙齿的支撑可提高准确度。相比之下，前牙区需要至少4颗牙齿支撑导板以提高准确度（图6.9）。尽管减少导板的延展范围可以缩减成本并且方便制作，但是最小范围的延展应该确保导板的稳定性不受影响。

El Kholy等[2]发现种植体的宏观设计也会影响种植体最终位置的偏差。锥形种植体所获得的结果较柱状种植体的更精确。笔者将此现象归因于手术器械的偏差（钻针设计）。

此外，如前所述，在专用引导携带器和常规携带器联合适配器的应用方面，采用这两种方式植入的种植体精度无显著差异[2]。因此，引导式种植体的应用是值得商榷的。

6.3.3 CAM程序的考量

关于3D打印技术的建议已在第3章做了详细的解析。尽管这是数字化引导种植手术关键的步骤，但生产程序与最终临床结果的关联性鲜有文献报道。

在评估钻针与无套筒导板的适配性时，相比于多喷头（multi-jet）系统，DLP和SLA打印技术都展现出良好的性能。此外，在分析同样的变量时，DLP与SLA打印的结果没有显著差异。然而，Oh等[17]证实，与poly-jet系统相比，DLP与SLA打印的远中延伸导板缺乏黏膜适应性。

同样地，Herschdorfer等[18]在体外研究对比了不同打印导板的种植体最终位置。他们并未发现multi-jet打印（ProJet 3500，3DSystems®）、poly-jet打印（Object Eden 260vs，Stratasys®）和SLA打印（Form 2，FormLabs®）之间存在任何测量变量的差异。尽管结果显示multi-jet打印更加精准，但3种方法都获得了良好的临床结果。

另外，Henprasert等[19]采用减材和增材方法制备导板，在不同导板的引导下于同样的位点植入种植体，测量并对比其体外准确度。研究检测的8个变量均未发现有显著的差异。

6.4 实现临床流程准确度的考量

6.4.1 导板的准确性

由近期的文献综述[5-6,20]可知，所有导板的临床行为均反映了其在复制虚拟种植计划的优异结果。尽管有些学者[5-6,20]并未阐明哪种导板更具精确性，但综合分析结果显示，导板总体的性能均符合临床要求（即可接受的临床界限：2mm的偏差）。Verhamme等[21-23]报道，上颌无牙颌病例的种植偏差

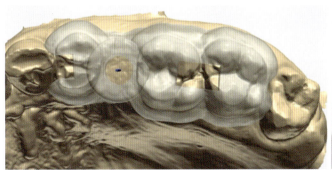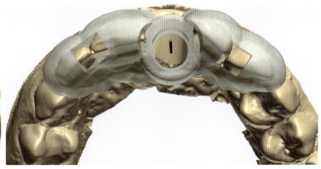

图6.9 为了提高准确度，导板需延伸以覆盖3颗后牙（左）或者4颗前牙（右）

是最大的，从4mm到8mm不等。

众多变量都可能影响临床结果；在虚拟计划和临床实施的每个步骤都应该谨慎地处理各种相关细节。在文献测量的偏差变量中，由于角度偏差的意义较小，并且在评估结果时，根尖部和颈部的线性偏差可以认为是图像合并所导致的误差，所以种植偏差不能仅仅归因于导板设计。

6.4.2 钻针系统的准确性

关于钻针准确性的测量，大部分研究都是在体外进行的，即检测器械的偏移并采用光学仪器进行捕捉（图6.10）。此测量方法中，钻针越长，描绘在绘图仪上钻针偏差越大[24]。然而，Derksen等[7]研究发现，相比于短种植体，12mm长的种植体的临床结果更为精确。对于此现象，合理的解释应该是引导式手柄系统的应用优势，即相比于引导式钻针系统，手柄系统可有效减少钻针的偏移，因为在此方案中，术者可以通过第二只手拿持手柄以稳定钻针。

无论采用何种种植体长度和钻针系统，临床医生可通过调整偏移量，并延伸套筒的引导结构以提高种植准确度。所有评估仪器的研究[10,25-26]均揭示同一个规律，即精度随着偏移量（种植体平台到套筒的距离）的减少而增加。通常来讲我们应该尽可能地缩小偏移量。此外，随着引导套筒（引导式备洞的导板/手柄系统的引导结构）的长度增加，窝洞预备的准确度更高，且钻针的侧方偏移更少[25]。临床医生可以通过选择更长的套筒或匹配手柄以增加引导套筒的长度。

Fang等[10]建议采用超长手柄以引导先锋钻，据该学者报道，先锋钻预备是窝洞预备的最关键环节（图6.11）。此方法适用于前牙区，但难以应用于后牙区。

总而言之，钻针越长、手柄和套筒越短，器械的侧方偏移则越显著。此外，较高的偏移量将间接地增加钻针的长度，从而增加绘图仪上的器械偏移量。一项研究[26]表明，钻针直径的逐级增大同样也加剧了钻针的侧方偏移。此研究对不同的种植体系统进行了相同的检测。

此外，器械间的误差同样是影响准确度的重要

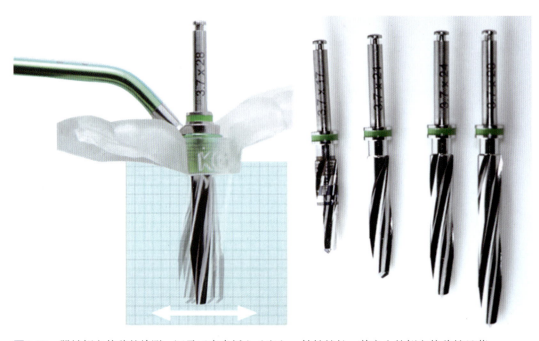

图6.10 器械侧方偏移的检测，记录于毫米纸上（左）。钻针越长，其产生的侧方偏移越显著

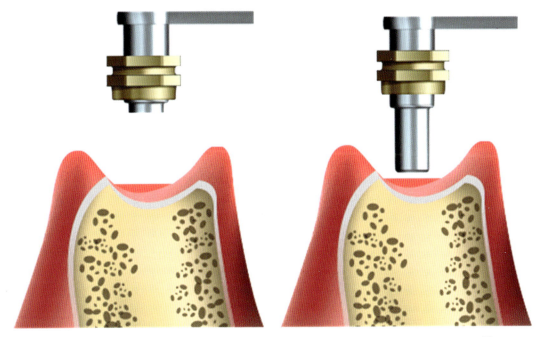

图6.11　Dio Navi Guide®引导钥匙系统。超长手柄可引导先锋钻预备，正如Fang方案所提及的[10]

因素。尽管关于套筒式与无套筒式导板的对比研究较少，Koop等[25]推论，打印的套筒式导板和手柄的联合应用可以减少钻针的侧方偏移（见第5章第5.4.1节）。因为此方案可有效减小器械误差。Schneider等[26]的发现与之相符，在偏移量大于7mm的情况下，0.1mm以上的套筒-钻针间隔显著地影响器械偏差。相比之下，在偏移量小于7mm的情况下，0.1mm和0.2mm的套筒-钻针间隔表现出相似的临床结果。在此情况下，偏移量扮演着重要的角色。总之，临床医生需要综合考虑各种变量以控制临床结果。

6.4.3　患者解剖的考量

Derksen等[7]研究了骨形态及骨密度对总体（种植）准确度的影响。结果表明，皮质骨干扰的存在增加了角度偏差。皮质骨的（种植）偏差较松质骨的增加40%。然而，在上颌骨与下颌骨之间并未发现显著的差异，低精度似乎仅与种植体接触的皮质骨相关。

与此同时，相关的研究尚未能证实不同牙弓之间的差异[4,10,14]。

此外，关于种植体最终位置的偏差评估，天然骨与再生骨之间未发现显著差异[7]，然而，根据El Kholy等[16]在上颌前牙区的体外研究，将种植体植入于新鲜牙槽窝（即刻种植）和愈合牙槽骨，这两种方案之间的准确度差异是显著的（即刻种植的线性偏差增加50%，角度偏差增加100%）。

6.5　文献回顾

种植设计的准确度评估被众多学者推崇，无论是体外或是临床研究。尽管所有相关研究都显示出关于种植体最终位置的积极结果，但自2014年以来，其研究模式已然有所转变[3,7-10]。这种研究理念的转变离不开新技术的发展和数字化技术的变更；这与本教材所倡导的理念是一致的：即计算机辅助成像（CAI）-计算机辅助设计（CAD）-计算机辅助制造（CAM）。此新兴理念同时也塑造了新的研究设计，使其更适用于现今的研究。因此，近期研究显示出比以往研究更加准确的结果[2,7-8,10,17,19]，并且研究方案更倾向于选用打印导板而不是切削导板。

自2010年以来，文献报道的精度结果均小于1.5mm（低至0.2mm）。此结果来源于部分或完全缺牙病例，其中包括不同的种植体分布、不同的钻针系统及其他相关变量。一方面，根据这些结果可以推论，我们提及的方案是高度可预测的，种植外科医生能凭此实现更加精确的种植。另一方面，根据总体结果，在虚拟规划种植体植入手术时，医生应充分考虑1.5mm的安全界限。此外，为了避开重要解剖结构，例如下牙槽神经，2mm的安全界限是值得推崇的。Bover-Ramos等[6]指出，他们课题组的研究分析中，未纳入垂直根尖部偏差结果（作为测量变量），但此变量正是确定安全界限的关键。

综合考虑以上因素，每名临床医生都应该考虑骨可用性、安全界限和软组织因素以评估采用非翻瓣手术的可能性。重点强调的是，sCAIS并不等同于非翻瓣手术。

最后种植体最终位置的角度偏差约3.3°，证明该技术（sCAIS）能有效地预测修复的结果。然而，多颗种植体的植入将累积多次角度偏差，因此确定即刻修复的合适位置并非易事。在这种情况下，虚拟种植计划和同期修复方案取决于种植体最终位置，而不是虚拟种植体的位置。

6.5.1　关于准确度的建议

本文从文献综述中总结了一些建议。多数临床建议已在前文提及。

- 根据Derksen等的体内研究[7]和El Kholy等的体外研究[16]，导板的远中延展区是种植精度最低的区域。这主要归因于导板悬臂的延长和随之发生的导板变形。所以，优先植入近中种植体可以稳定导板，使其顺利引导远中窝洞预备。

- 正如第4章简述的，应用黏膜支持式或混合式导板时，临床医生不能在术区进行大面积麻醉，因为这会导致组织肿胀，从而改变导板位置[5]（图6.12）。

- 在软组织支持方面，Schnutenhaus等[27]表明，当组织厚度大于3.5mm时，医生需通过翻瓣手术减少皮瓣厚度对准确度的影响。

6.5.2　准确度评估的新趋势

在一篇最新的文献综述中，Tahmaseb等学者[5]纳入了自2008年至2016年的研究。通过综合分析表明，多数研究设计都使用术后CBCT扫描来评估种

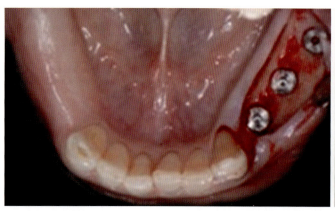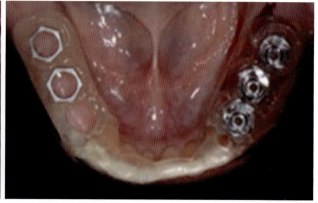

图6.12　为了避免组织肿胀并增强导板适配性，切勿在右下区注射麻药（左）。种植体植入后，种植体植入器可以稳定对侧导板（右）。优先植入近中种植体以确保远中种植体定位的稳定引导

植体的最终位置（从20篇文章中筛选19篇）。基于CBCT扫描和种植体伪影的三维重建不利于种植计划和种植体最终位置之间的正确图像合并（图6.13）。而数字化扫描技术的飞速发展及其广泛应用一定程度地解决了这个问题。现在我们可以通过表面扫描技术评估种植体的最终位置。因此，在近期，多数研究都是基于表面扫描进行精度对比的，其结果自然是令人满意的。此研究设计有助于提高准确度并避免不必要的射线辐射，再者，这种新的评估方法也与先前的结果相符，并经过完整的程序验证。

作为参考，Nickenig[24]建议采用一种复杂的坐标方法来评估结果，从而避免患者过度暴露于射线辐射中。而现今的口内扫描技术可以很好地替代此方法。

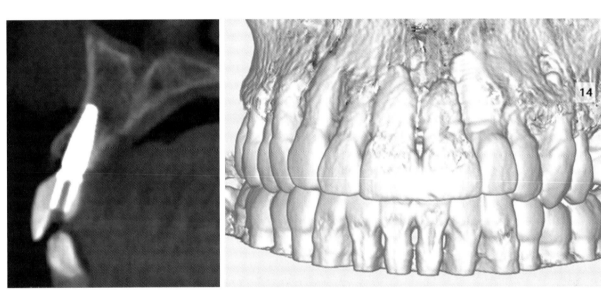

图6.13　使用CBCT图像评估种植体最终位置。从种植体影像中，我们可以预计最小范围的伪影（左）。如前所述，3D渲染（右）的效果也会随即发生变化

第7章 种植导航系统：动态手术导航

Implant Navigation System: Dynamic Guided Surgery

Luigi V. Stefanelli, Silvia La Rosa

7.1 前言

动态手术导航（DSN）是一种计算机引导的自由手技术，它通过对器械移动的实时追踪进行高精度的手术，该技术无需辅以计算机生成的光固化成型3D导板（静态），同时为临床医生提供直接视野。动态手术导航就像一个全球定位系统，帮助临床医生完成高精度的种植体植入手术。本章中，我们将讨论此项技术的概论、操作流程、优势、挑战、新兴应用以及临床病例。

7.2 种植导航系统

7.2.1 概论

计算机辅助种植手术（CAIS）有助于种植体植入。其中，包括借助特定软件的种植虚拟设计以及手术导板的应用[1]。由于CAIS具备实现非翻瓣手术、缩短手术时间和降低并发症发生率等诸多优点，其作为一项外科技术已然被全球各地的临床医生所接受。CAIS是一种以修复为导向的技术，即临

L. V. Stefanelli (✉)
Private Practice, Rome, Italy

S. La Rosa
Private Practice, Sound Surgical Arts,
Tacoma and Gig Harbor, Washington, USA
e-mail: slarosa@soundsurgicalarts.com

床病例的外科要求取决于修复的预期效果。这种修复与外科的联合，使得最佳的美学和功能效果得以实现。此外，医生在CAIS术前能清楚地了解局部解剖结构，这可以减少医源性损伤的发生。此概念被称为"以修复为导向的种植"。

目前CAIS的应用方式主要有两种：静态CAIS（sCAIS）和动态CAIS（dCAIS）。

sCAIS是以3D打印或铣削法制作的外科导板的应用为基础的，前者为增材制造（光固化成型），后者为减材制造（数控加工）[2]。

"静态"（sCAIS）导板是基于CAD软件设计的种植体植入位置后由计算机制造。该技术的缺点是一旦完成光固化成型，就无法再进行更改[3]。

"动态"计算机辅助种植手术（dCAIS）则允许术者在设计阶段和手术期间进行自由更改种植体位置。简而言之，动态技术让手术过程可以实时可视化和校验[4-5]。它是一种由计算机引导的自由手技术，无需计算机生成光固化成型导板（静态导板），并且允许医生直视术区。

目前有光学和电磁两种不同类型的导航系统。在光学导航系统（ONS）中，光学定位传感摄像机实时追踪附着于患者和手术器械上的光学标记追踪器。在医学领域，ONS应用于耳鼻喉科、神经病科、骨科、脊柱外科、介入放射科和颌面外科。电磁系统（EMS）应用于耳鼻喉科、介入放射科和神经病科。其中，仅ONS被应用于牙科领域。据笔者所知，全球共有7种光学系统被应

© Springer Nature Switzerland AG 2021
J. M. Galante, N. A. Rubio (eds.), *Digital Dental Implantology,*
https://doi.org/10.1007/978-3-030-65947-9_7

用于牙科领域：Den X Image Guided Implantology System，Jerusalem；IGI，Image Navigation Ltd.，New York；ImplaNav，Bresmedical Pty Ltd.，Australia；Inliant，Inliant Dental Technologies，Vancouver；Iris-Clinic，EPED，Taiwan，China；Navident，ClaroNav Technologies，Toronto，Ontario；以及X-Guide，X-Nav Technologies，Lansdale，Pennsylvania。

大量的研究对动态导航系统的精度进行了评估。据Gunkel[6]、Siesseger[7]、Eggers[8]和Wanschitz[9]报道，应用第一代动态导航系统的体外精度误差为1～2mm。

Somogyi-Ganss等[10]使用Navident（即笔者在本章中所提及的系统）的初代样机进行了80例体外截骨手术。据报道，（种植体）平均颈部偏差、根尖部偏差和角度偏差分别为1.14mm、1.71mm和2.99°。Wagner等[11]在5名患者中植入32颗种植体，并报道平均角度精度为6.4°，且其范围为0.4°～13.3°。

Garcia等[12]在体外植入了36颗种植体，其中18颗为自由手植入，另外18颗通过动态导航系统植入。研究结果显示，动态导航系统在所有研究变量中具有较高的精度。动态导航系统在颈部三维方向偏差为1.29mm，颈部二维方向偏差为0.85mm，在根方三维方向偏差为1.32mm，在根方垂直方向偏差为0.88mm，角度偏差为1.6°。然而，在自由手植入种植体的病例中，颈部三维方向上的偏差为1.5mm，颈部二维方向偏差为1.26mm，根方三维方向上的偏差为2.26mm，根方垂直方向上的偏差为0.57mm，角度偏差为9.7°。

Block等[13]报道了3名术者应用第二代导航系统（X-Guide，X-Nav Technologies）对100例患者进行治疗的种植精度结果，并将其与自由手植入的精度进行比较。由于该技术至少需要3个相邻的牙齿以维持导航夹装置，所以该研究仅涉及部分牙缺失的病例。结果表明，X-Guide系统的种植体平均偏差（SD，标准差）在颈部（侧向/2D）为0.87（0.42）mm，在根方处（3D）为1.56（0.69）mm，且其角度偏差为3.62°（2.73°）。自由手植入病例的平均偏差值（SD，标准差）分别为1.15（0.59）mm、2.51（0.86）mm和7.69°（4.92°）。

在不同学者应用导航系统所导致的种植偏差之间，未发现显著的统计学差异。

Pellegrino等[14]使用ImplaNav导航系统在10名患者中植入了18颗种植体。据他们报道，种植体颈部平均偏差值为（1.04±0.47）mm，根方为（1.35±0.56）mm，垂直向深度偏差为（0.43±0.34）mm，角度偏差为6.46±3.95。

Stefanelli等[15]对231颗种植体（89个固定桥）进行回顾性观察，研究发现，使用Navident系统（Claronav，Toronto）的颈部偏差平均值（标准差）为0.71（0.4）mm，根方偏差为1（0.49）mm，角度偏差为2.26（1.62）°。

7.2.2　动态手术导航的优势

目前，尽管动态和静态两种导航系统在体内植入的精度是相当的[1-3,11-18]，动态导航仍具备以下优点：

1. 高精度：经体内研究的文章证实，动态手术导航（DSN）比自由手植入或计算机生成的光固化成型导板引导下的自由手植入更准确[13,15]。

2. 无需打印导板：尽管静态手术导板具备众多优点，但其在后牙区域对种植器械垂直入路的限制仍然是一个挑战。DSN相对于静态引导的最大优势是能够克服垂直入路的限制，临床医生无需调整钻针垂直角度就能获得足够的入路，并实时纠正钻头方向以获得种植体的理想位置。因PNS不受套筒尺寸的限制。对于狭窄的缺牙间隙，如下颌切牙，DSN的性能也优于静态引导。另外，静态引导技术的缺点还包括术中无法调整计划、难以对钻头进行有效的冲洗、术区视野和变量调整受限，增加了成本和手术时间。

3. 软件：直观简便。

4. 适用性广：DSN不依赖于CBCT，因此任何DICOM格式文件都可以导入软件中进行种植体位置规划设计，在此过程中，术者可以使用任意种植体系统，并可以在术中及时对术前计划进行三维方向上的调整。同时，DSN可以全程直视术区，术者在术中也可以实时观察（临床情况）与术前计划的差异，从而进行及时的纠正。最后，DSN可以独立于种植手机使用，这仅适用于一种导航技术，即ClaroNav的Navident，这为临床医生提供了极大的操作灵活性。它通过将光学扫描钻头标签传输到不同的种植设备（例如高速或低速手机、压电设备等）从而实现导航系统独立于种植手机的运行。

5. 实时验证：DSN可以实时验证以修复为导向的种植窝洞预备和种植体植入。

6. 实时可视化：DSN能够实时观察周围解剖结构。尤其是当种植区域邻近下牙槽神经管（IAN）、颏孔、上颌窦、翼状复合体，甚至邻牙或种植体时，实时可视化显得尤为重要。

7. 符合人体工程学：术者无需向下和/或弯腰来观察患者手术部位，而是通过直视导航系统中的计算机屏幕直视手术区域，以保持正确的姿势。

8. 固有的基准点：目前仅在一种系统（ClaroNav的Navident）中拥有此优势，基准点独立意味着该系统使用患者口内存在的高对比度标志（牙齿、骨骼），而不是嵌入式的外部支架的基准点。该技术无需制作术前支架，且可以使用CBCT图像进行诊断、设计和手术，这是固有基准点的两大好处。

7.2.3 系统设计

动态导航系统（DNS）在牙科手术过程中辅助术前设计并对器械进行实时定位，其前提是预先获取的颌骨CT扫描图像是有效的。导航系统在相应的CT图像或设计的植入路径的图像上（可用时），在视觉和听觉上对种植机头的位置和方向提供实时反馈。

它们作为一种辅助工具，可供有经验的牙科医生在不同牙科治疗过程中进行选择。

7.2.3.1 工作原理

为了引导钻孔或切削，导航系统必须准确地将器械末端（工作端）记录追踪到原始治疗计划使用的颌骨CT图像中。主要通过3个步骤实现这一过程（图7.1）：

1. 配准：计算颌骨追踪标记点在CT图像坐标系中的

图7.1 展示了3种操作原理（校准、配准和追踪），正是这3种原理使得该软件能够实现精确的动态导航手术（ClaroNav，Navident）

校准： 将钻头尖端映射到钻针追踪标记物。

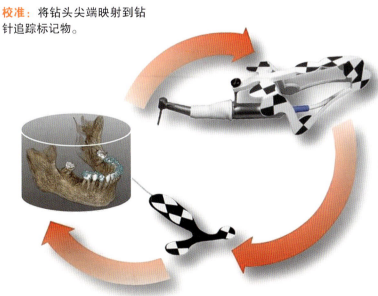

追踪： 将钻针追踪标记物映射到下颌追踪标记物（全程动态操作）。

配准： 将下颌追踪标记物映射到CT图像，进行备洞位点的规划。

坐标映射，以便精确对齐颌骨及其CT图像。

2. 校准：使用一个附有光学追踪标记的手机，在坐标系中测量工作端的位置和方向。

3. 追踪：在整个操作过程中，动态测量颌骨和手机的光学追踪标记点之间的坐标映射。

配准

配准是通过计算坐标映射来实现的，该坐标映射将测量所得或颌骨上已有的标记（"现实世界"）与其在CT图像中显示的位置进行最大限度对齐。患者在佩戴配准装置后接受CBCT扫描，通过一个或多个人工制造的几何形状进行标记，这些几何形状一般称为"基准标记点"。"基准标记点"也可以是任何在CT扫描中具有高对比度的表面特征、位置或形状。

校准

工作端的校准是通过校准器工具实现的，它带有一个光学标记和一组具有精确定位表面特征的装置。这些表面特征与手机或工作端上互补的表面特征相适配，就像钻针适配手机。一旦将校准工具压在校准器表面特征上，通过校准器标记点的坐标系统中已知的特征位置映射，就可以建立手机标记点的位置。

追踪

光学标记被印刷或激光蚀刻在称为"标签"的刚性部件上，这些部件牢牢附着于追踪物体（颌骨或手机）上，并由立体摄像机进行动态追踪（图7.2）。

在手术过程中，动态视频被发送到计算机，并进行图像分析以检测、定位和三角定点测量光学目标点，从而确定它们相对于相机的三维位置。然后将检测到的目标排列与已知标记的目标排列进行比较，以检测每个图案并计算其相对于相机机身的位置。通过组合各个标记的测量位置计算手机和颌骨标记点之间的投影。

7.2.4 种植体植入流程

7.2.4.1 使用放射支架的动态导航系统

对于所有的牙科导航技术，在诊断和手术阶段都需要放射成像支架/夹。

对于部分牙列缺失患者，动态导航流程可分为以下4个步骤：

1. 放射支架/夹成型。
2. 扫描。
3. 种植规划。
4. 种植体植入。

放射支架/夹成型

将热塑性材料或夹子固定在余留天然牙上，确保在开闭口时支架不会松动。

扫描

将热塑性支架/夹子固定在患者口腔内，获取CBCT图像（图7.3）。从支架成型到CBCT扫描，再到植入手术期间，为确保导航过程的精度，支架需要放置在同一位置不发生移位。安装不当的支架可能导致导航过程的不准确和风险发生。一旦出现支架安装不当，则需要重新制作支架，从而增加了患

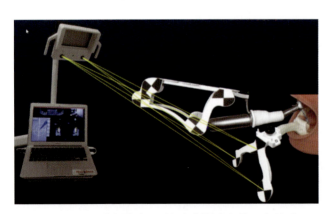

图7.2 显示了两个摄像头、手机与颌骨之间的三角关系

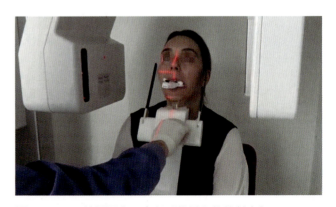

图7.3 CBCT拍摄固定于余留天然牙上的放射支架

者和医生不必要的椅旁治疗时间。

种植规划

将CBCT的DICOM文件和虚拟修复设计的STL文件导入到导航软件中。植入设计是通过软件中的虚拟库（直接诊断蜡型）和/或包含理想虚拟修复设计（间接诊断蜡型）的STL文件完成的（图7.4）。

种植体植入

术前将支架/夹具放置于患者口腔内，与颌骨上

的特定标记物连接。多数导航系统均需要特定的种植手机进行配对。导航系统的摄像头识别支架和种植手机后，即可开始工作。

手术从钻针轴向和尖端校准开始，同时对校准情况进行精度检测，以确保测量值接近真实值。此过程可通过判断钻针接触的位置与计算机屏幕所显示的内容是否一致来验证（图7.5）。导航过程的窝洞预备遵循计算机屏幕显示的实时指引（见下文的

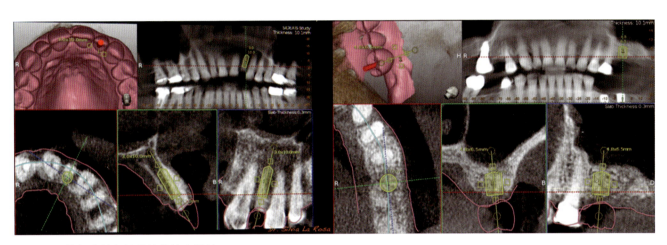

图7.4　以修复为导向的种植体植入设计

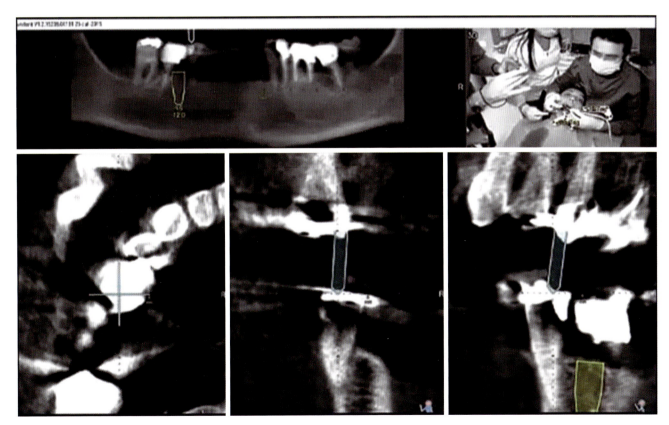

图7.5　术前的精度检查

动态手术详解）。

7.2.4.2　动态导航系统追踪和植入方案

此过程无需制备放射性支架/夹具，具体流程包括以下步骤：

1. 扫描：无需支架即可获取诊断性CBCT。
2. 种植规划：与上述使用支架/夹的方法相同。
3. 追踪配准（TR）/追踪和种植体植入（TaP）。

TR利用CBCT图像的高对比度标记点或已记录的表面扫描（STL）标记点，例如牙齿或者基台，而不是利用嵌入式的放射性外部/人造支架进行配准。软件选择3~6个标记点进行颌骨与CBCT图像的配准/对齐。与基于固定或已知形状的基准物进行配准的方式不同，这些标记点的形状需要在术前使用"表面接触扫描"方法并由DSN系统感知。使用光学可追踪球–尖工具追踪每个选定标志的100个点，通过计算机软件与CBCT相关联，从而提供CBCT图像和患者颌骨之间的配准映射（图7.6）。上述方法的基准点可独立运行。

TR技术（TaP）的简化工作流程如下：

- 无需准备术前支架；可减少患者和临床医生的椅旁时间，实现全程数字化。
- 利用CBCT图像进行诊断，设计和手术。更精简、更经济、更简单，同时最大限度地减少了患者不必要的辐射暴露。

追踪完成后，软件立即在屏幕上显示精度并提示临床医生查看，以监控测量值是否与真实值一致，从而确保手术的精度和安全性（图7.7）。在每次更换钻针后，都会建议对钻针轴向和尖端重新进行校准，并再次进行精度校验。

动态手术：种植体植入

经精度检验后，临床医生就可以在动态导航下进行窝洞预备，同时在屏幕的目标视图中观察手术备洞过程与术前计划的偏差在颈部、根端和角度的偏差。此外，窝洞预备过程中，临床医生可直观地观察钻针在冠状位和矢状位的位置（图7.8）。

7.2.4.3　全牙列缺失患者

治疗全牙列缺失患者或者余留牙不足以固定放射导板的患者时，需要在拍摄CBCT前植入微型种植钉，使其与放射导板相连（图7.9）。另一种解决方案则是在拍摄CBCT前于颌骨内植入刚性固位钛钉，并使用这些钛钉作为基准物将颌骨配准到CBCT图像上。后续步骤与部分牙列缺失患者相同。

7.2.4.4　手术精度验证

无论使用任何导航技术，临床医生都可以将手术设计/规划导出为STL文件，并将其与CBCT图像进行叠合，以验证手术的精度（图7.10）。

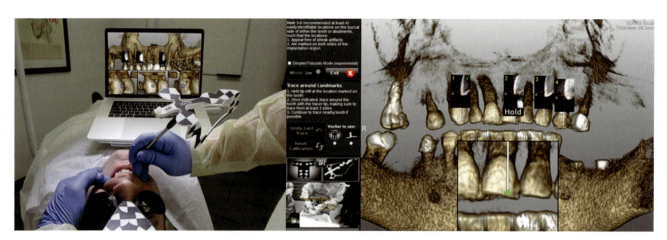

图7.6　追踪器用于追踪选定的标记物/天然牙，为CBCT三维渲染中三维网格点与等效网格点的匹配提供参考

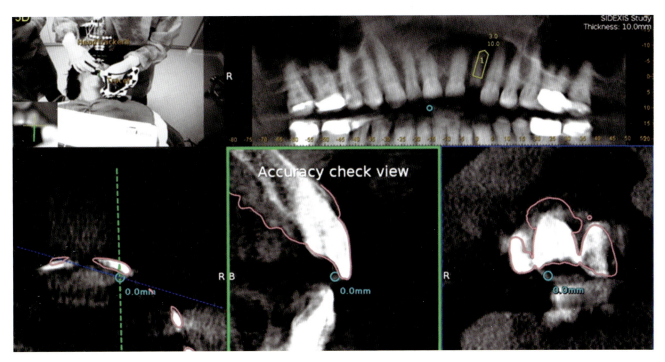

图7.7 追踪配准的精度检查

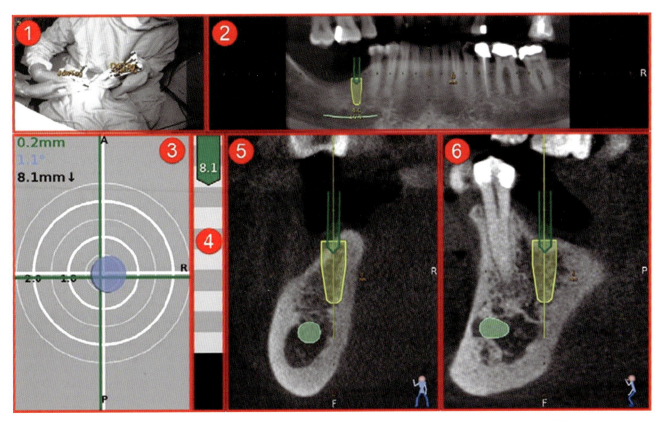

图7.8 导航钻孔屏幕视图，包括临床医生在手术过程中可以实时观察的所有视图：（1）视频流；（2）全景视图；（3）目标视图；（4）深度指示/距计划种植体深度的垂直距离；（5）冠状位视图；（6）矢状位视图

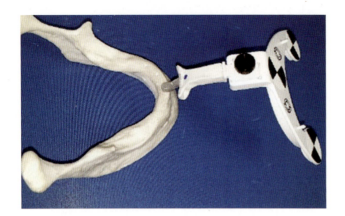

图7.9 用于全牙列缺失患者的微型种植钉

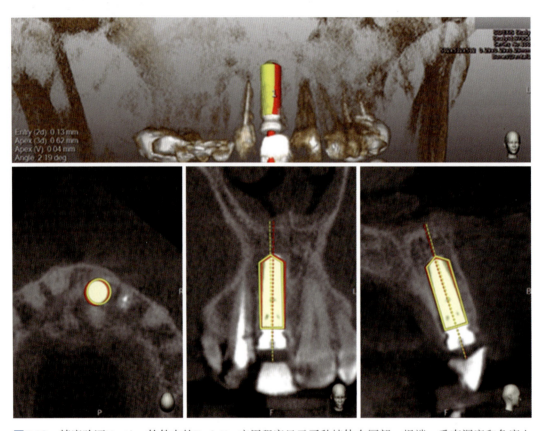

图7.10 精度验证Navident软件中的EvaluNav应用程序显示了种植体在冠部、根端、垂直深度和角度上的计划植入位置与实际植入位置之间的偏差

7.3 临床应用

临床医生可应用动态导航系统完成所有种植体植入手术。鉴于动态导航的高精度，其在颌面外科有广阔应用前景，例如评估病理性骨质边缘是否去净、邻牙是否受影响等。下文将重点讨论动态导航下行穿翼种植和经牙槽嵴上颌窦提升术。

7.3.1 动态手术导航和穿翼种植

在无牙颌患者后牙区这一特定解剖区域植入种植体具有一定的挑战性，如果缺牙区颌间垂直距离不足；牙槽嵴萎缩导致牙槽骨高度降低；牙槽骨密度降低（典型D3~D4型骨质），将导致种植体植入的扭矩不足，从而影响种植体长期留存率等[19-22]。骨高度不足可以应用短种植体、上颌窦提升术联合即刻或延期种植、穿翼种植，部分病例也可以采取穿颧种植方案[23-34]。

《口腔颌面种植体词汇表》（GOMI）将穿翼种植定义为"通过上颌结节植入翼突的种植体"。由于这一术语经常错误地被引用为上颌结节种植体植入的同义词，所以必须阐释其定义。上颌结节种植体指在上颌结节区域植入的种植体，其中还包括腭骨锥突植入的种植体。明确这二者间的差异是至关重要的，因为上颌骨结节区域主要由D3~D4松质骨组成，而腭骨锥突和蝶骨翼突区域主要由D1~D2密质骨组成；这意味着在这两个区域植入的种植体的短期、长期成功率是完全不同的。

穿翼种植的概念是Tulasne等在20世纪80年代末提出的[35-36]，作为无牙颌后牙区种植体植入的一种非骨增量手术的替代方案。穿翼种植体即指在翼突区域植入1颗足够长度的种植体，同时连接3个不同的解剖结构（上颌结节、腭骨和蝶骨翼突）。这种特殊解剖位点的种植体植入可以提高种植体的初期稳定性和长期成功率。

骨应力分布受不同因素的影响，如骨质、种植体的结构（直径、长度、宏观结构）、种植位点、种植体长度与牙冠比率以及选定的修复体类型。种植体长度对D1~D3骨质的种植体-骨应力分布无显著影响。然而，在D4型骨质中（例如上颌后牙区牙列缺失），种植体长度是决定种植成功与否的一个关键因素[37]。尽管穿翼种植的长期稳定性已被证实，但由于该术式需要在解剖变量复杂的区域植入长种植体（15~20mm），这可能会对邻近的解剖结构造成潜在的损伤，所以该术式尚未被广泛应用。同时，倾斜的穿翼种植会带来一定的修复难度。

翼上颌裂（PMF）内含上颌动脉的终末支和上牙槽后神经。腭大管（GPC）内有腭降动脉、腭降静脉、腭大神经和腭小神经走行。穿翼种植体的理想植入路径是从上颌结节到翼突的最顶端，该位置靠近翼上颌裂和腭大管。笔者测量了这一特定距离，其平均值为22mm。有文献通过大体解剖研究报道，翼上颌裂和腭大管之间的平均距离为2.9mm，最小距离为0.2mm。这意味着即使使用比理想长度更短的种植体且满足大于2mm的安全距离，也难以避免手术并发症。

另外，据文献报道，成功的穿翼种植相对于Frank平面的前后向（矢状位）的平均倾斜度为74°，颊腭向（冠状位）为81°[38-42]。这些角度值揭示了自由手穿翼种植的临床难度。

动态导航系统（DNS）的应用及其精确性可以简化种植体植入设计，提高穿翼种植植入的安全性。多单位基台（MUA）在倾斜种植体中的应用日益普及，这使得穿翼种植体的适当修复成为可能。该项术式有望成为上颌后牙区萎缩牙槽骨进行骨增量或植入短种植体的一种替代方法。

动态导航系统可以辅助临床医生进行种植手术，并实时监测手术过程的精确性（图7.11~图7.16）。

7.3.2 动态手术导航在经牙槽嵴上颌窦提升术中的应用

在上颌后牙区的上颌窦腔常出现萎缩，临床医生可能会选择植入短种植体，或者使用常规尺寸的种植体同期进行上颌窦提升，又或者进行上颌窦提升后延期种植。上颌窦发生萎缩的情况下，经牙槽嵴上颌窦提升术同期种植体植入术或许是目前最常用的手术方式。

自从Summers[43]于1994年提出了骨凿式上颌窦提升术以来，已有多项技术被发明以用于上颌窦的路入和提升。主要目的是消除骨锤的冲击力，从而改善患者体验并最大限度地减少骨凿技术的潜在并发症，例如控制不佳的爆发力导致上颌骨骨折或意外移位、上颌窦黏膜破裂和阵发性眩晕。多项技术使用了超声工作尖（PISE——超声式上颌窦闭合式提升）[44]，或带有内部冲洗功能的压电工作尖（HPSIE——流体动力学压电式上颌窦闭合式

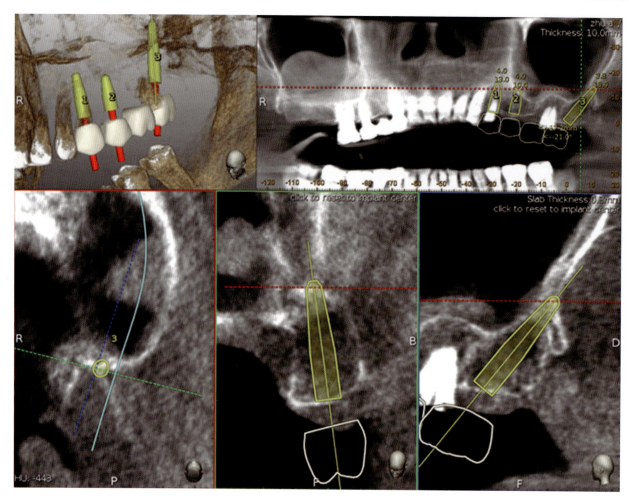

图7.11 翼突种植体的植入设计

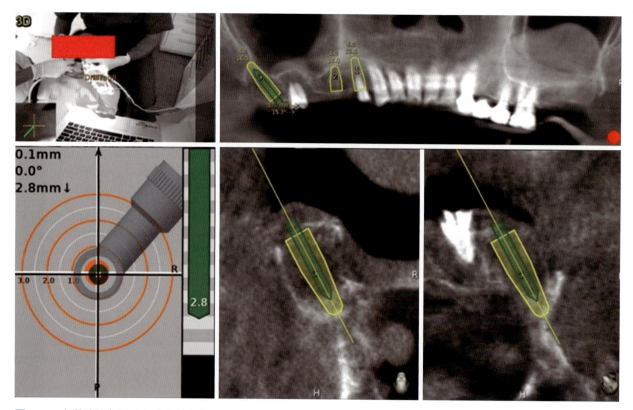

图7.12 穿翼种植备洞过程中的钻针推进

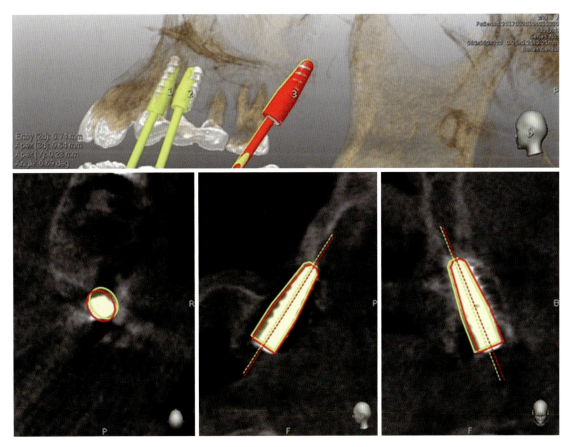

图7.13 穿翼种植体的精确性。种植设计与植入位置的偏差

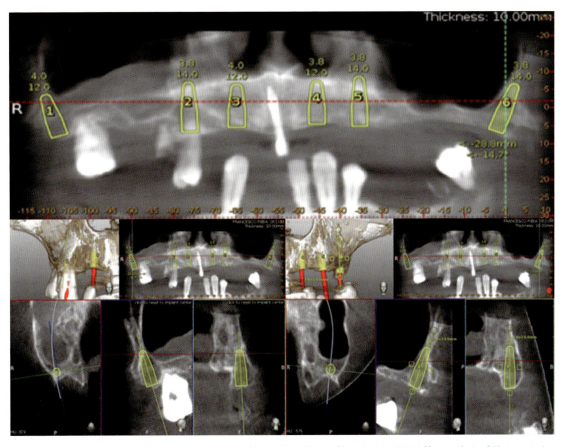

图7.14 全牙列缺失的种植设计：4颗前部种植体和2颗穿翼种植体。右边3颗种植体通过自由手植入，左边3颗种植体在动态导航系统辅助下植入

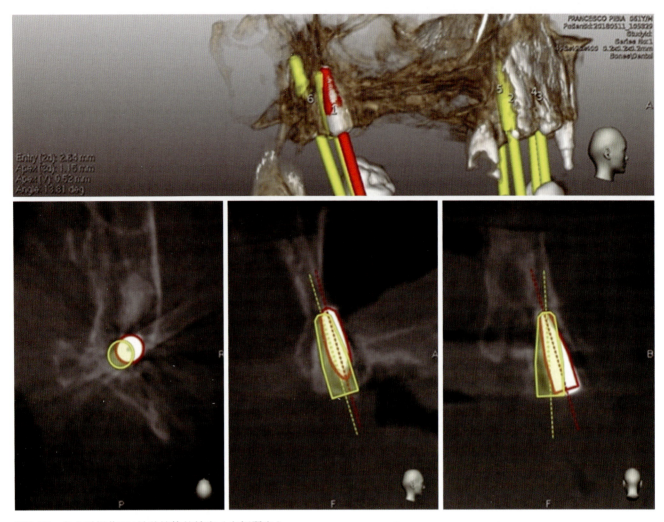

图7.15 自由手操作下1号种植体的精度（右侧翼突）

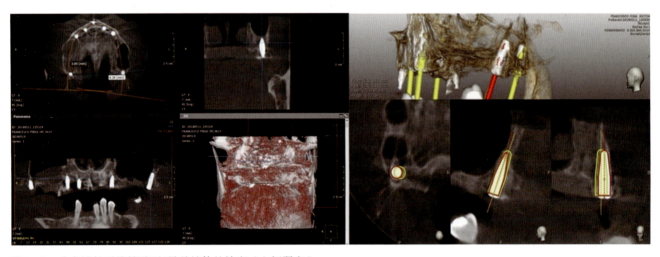

图7.16 动态导航系统辅助下6号种植体的精度（左侧翼突）

提升）[45]，或扩孔钻（Hatch扩孔钻）[46]，或钻针（Densah钻针）[47]。上述设备，包括骨凿在内，均可与动态手术导航系统相匹配，以改善患者体验和手术精度，同时避免在术中使用导板并满足术区直视的需求。

7.3.2.1 动态手术导航（DSN）在经牙槽嵴上颌窦提升术（TSA）的操作流程

手术设计

理想的以修复为导向的手术设计必须具有CBCT和口内扫描数据（图7.17）。采集数据之后，将虚拟设计的STL格式文件导入到ONS软件中以进行下一步设计流程。部分导航软件程序还附带虚拟库，在无法进行口内扫描时可利用此虚拟库进行手术设计（仅提供颌骨曲线的校准，不提供咬合关系）。

将CBCT的DICOM格式文件和带有修复虚拟计划的STL格式文件导入导航软件中，并在导航软件中进行手术设计（图7.18）。考虑到经牙槽嵴顶上颌窦提升的计划（无论使用何种技术：骨挤压钻、Hatch扩孔钻或骨凿），数字化修复引导的虚拟种植体位置应设计在距上颌窦底1mm处。

手术过程

首先，将光学标记追踪器佩戴于患者头部或颌骨，在手术过程中，微米级追踪器摄像机（光学位置传感器摄像机）和钻针标签将对此标记进行全程

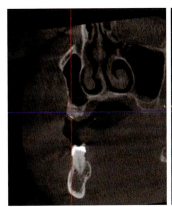
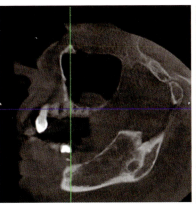
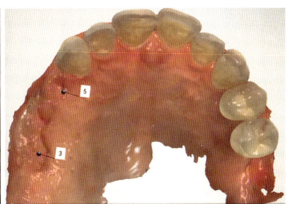

图7.17 术前CBCT及口内表面扫描。CBCT显示上颌窦黏膜囊肿

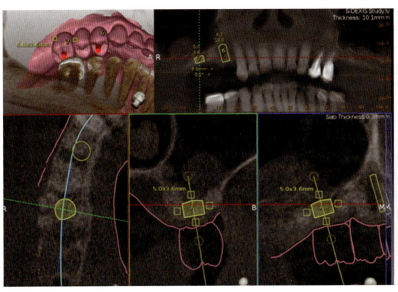
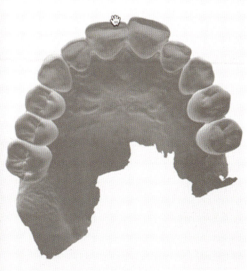

图7.18 包含理想修复设计方案的DICOM文件和STL文件导入导航软件中。通过STL文件进行虚拟种植体设计，同时应该考虑经牙槽嵴顶上颌窦提升术的相关设计

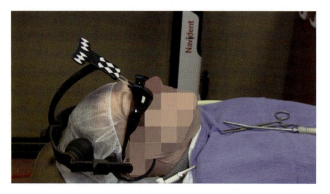

图7.19   头戴式光学标记追踪器

追踪（图7.19）。为了将患者的颌骨与CBCT图像进行配比，每个导航系统都需要使用支架进行外部基准点配准。在TR导航系统应用中，患者天然牙或固位螺钉形成高对比度标志，从而实现快速且简便的定位。此步骤的精度对导航的总体精度来说是至关重要的（图7.20和图7.21）。校准钻针通道和钻头以启动导航（图7.22）。在计算机显示器上的目标视图窗口的引导下，导航实时引导先锋钻预备至计划深度（图7.23）。另外，该导航系统还能够实时地显示虚拟的钻针以便对术中钻针宽度进行校准（图7.24）。为了提升上颌窦底，种植体的虚拟

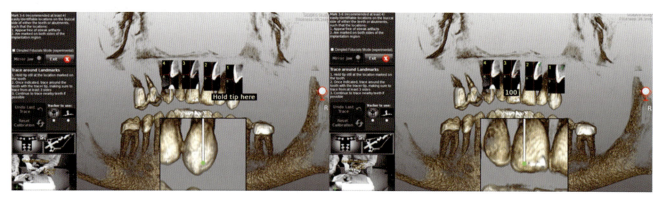

图7.20   选择标记物进行配准后，将追踪每个标记物的100个位点

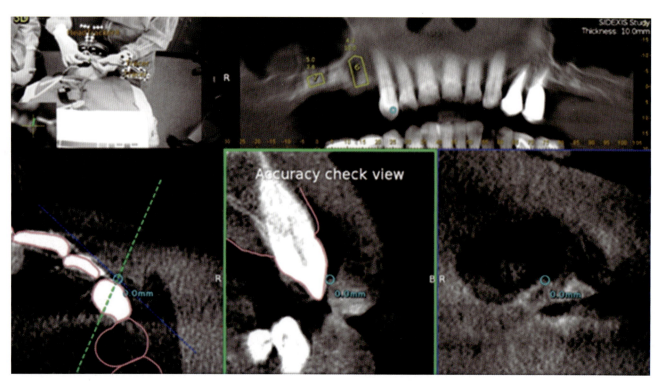

图7.21   追踪配准的精度检查

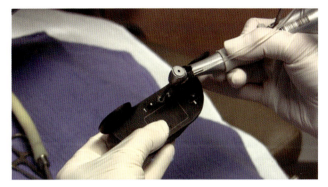

图7.22 钻针通道和钻头的校准

长度默认增加1mm，能达到挤压骨壁的侧面和根端的效果，并引导骨移植材料的输送和种植体的植入（有别于传统的骨凿技术）。已有研究表明，经牙槽嵴入路的上颌窦提升术无需植骨，特别是当剩余骨高度（residual bone height，RBH）≥5mm时[48-49]。最后，临床医生应通过X线片评估种植体周围的骨质致密情况（图7.25），并按照计划进行后续修复（图7.26）。

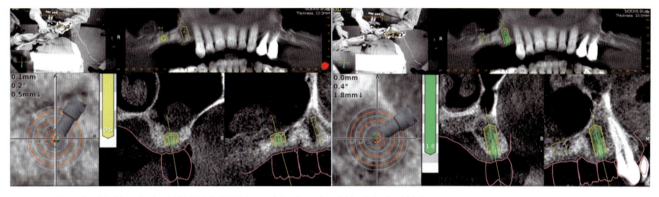

图7.23 第一磨牙和第一前磨牙的导航窝洞预备。可实时显示上颌窦腔和尖牙的位置

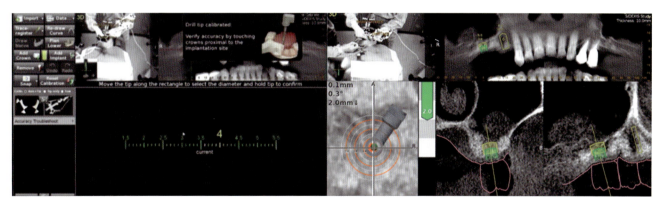

图7.24 钻针宽度校准。可实时查看钻针在横截面和矢状面上虚拟宽度增加的图像

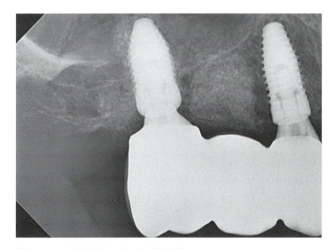

图7.25 X线片显示成功的骨增量

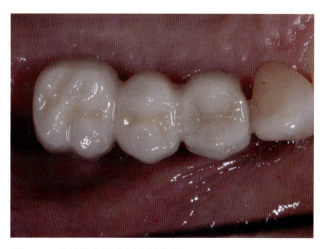

图7.26 种植体支持式固定桥修复

使用动态手术导航来提高手术精度具有广泛的应用前景：包括牙拔除术（PET）、即刻种植、美学区种植、经牙槽嵴上颌窦提升、穿翼种植、穿颧种植、根尖切除术、钙化根管的治疗、埋伏尖牙的拔除、手术辅助的正畸治疗（SFOT）和牙槽嵴裂等。

7.3.3　应用前景

导航技术不断发展，日新月异，技术突破指日可待。下文罗列了部分新兴应用：

1. 牙列缺失患者的全数字化流程。
2. 术前CAD/CAM技术的整合。
3. 转速定时的控制。
4. 手术和非手术牙髓治疗。

7.4　面临的困难及其解决方案

与其他新兴技术一样，动态导航技术的应用也会面临各种挑战。下文罗列了其中部分挑战及相应的解决方案。

1. 学习曲线：动态导航技术与其他技术一样都有学习曲线。Block及其同事在文章中建议，熟练掌握导航技术前至少需要完成20个病例[13]。Stefanelli与其同事同样表明，在将术者的前期50个病例和后期50个病例准确率进行比较时，可发现后期50个病例的准确率显著提高[15]。技术的掌握程度是以临床医生的技能和实践为基础的。此外，随着技术的发展、步骤的简化，学习曲线将变得更简单。

2. 松动牙不能用于术前配准。为了克服这一问题，建议在CBCT拍摄和外科手术之前对松动牙进行夹板固定。在某些情况下，附带嵌入式基准物的装置可替代常规方法用于术前配准。

3. 术中拍摄根尖周X线片可能会干扰追踪器的位置，这也是动态导航技术面临的一项挑战。将追踪器放置在手术部位的相对象限可以一定限度地解决这一问题。另一种解决方案是使用可移动的追踪器。

4. 金属伪影会干扰系统配准。另外，一旦DICOM和STL文件相互匹配，即可在表面扫描时进行配准。

动态导航系统应用的关键点在于：无论使用何种技术，临床医生可以成功地导航任何钻头、扩孔钻、骨凿、手机或压电装置，以实现高精度的修复导向的种植体植入。与自由手操作相比，动态导航手术无疑提高了种植体植入手术的精度。

第8章 数字化技术在种植联合再生手术中的临床应用

Clinical Applications of Digital Technologies for Combined Regenerative Procedures

Jorge M. Galante

8.1 前言

本章的目的是阐述新兴技术在日常操作中的优点,以及其在改善和促进牙科日常面对的复杂手术过程中的组合应用。

本章从一系列临床病例中,讲述了数字化原理在患者种植修复前的准备和组织再生手术规划方面的应用。所述应用范围包括从评估和定义患者最佳治疗方案的简单诊断模型设计,到用于导板手术设计和种植即刻负重临时修复体的治疗方案。此外,3D打印模型的制备,甚至是个性化微型板与网格的制备,都可以提升复杂三维骨组织再生病例的效果。

8.2 技工室的演变

迄今为止,技工室已经成为真正意义上的数字化设计实验室,相关设计基本上都可以通过软件完成,使得手工制造的工作已出现截然不同的转变,与传统石膏模型相比,软件可以在屏幕上显示修复

体重建后不同的解剖结构(图8.1)。为此,上述软件程序包含牙齿解剖结构、形状和大小的数据库,从而使修复工作在近乎理想的状态下以数字化方式完成,而非传统的手工制作(图8.2)。

如第1章所述,数字化模型可以通过扫描获取。包括通过IOS直接扫描患者口腔和通过EOD间接扫描藻酸盐或硅橡胶印模,然后导出到设计软件中。

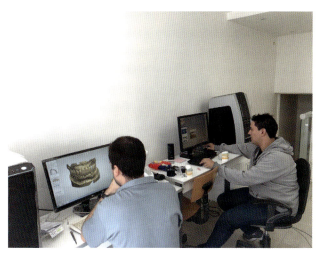

图8.1 数字化技工室概念

J. M. Galante (✉)
Universidad de Buenos Aires,
Ciudad Autónoma de Buenos Aires, Argentina

© Springer Nature Switzerland AG 2021
J. M. Galante, N. A. Rubio (eds.), *Digital Dental Implantology,*
https://doi.org/10.1007/978-3-030-65947-9_8

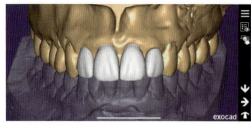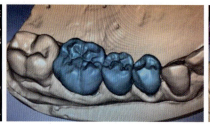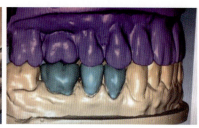

图8.2　虚拟化牙齿数据库

8.3　临床病例

数字化技术可以应用于诊断，并且为每名患者提供个性化治疗计划，从而提高治疗的准确性和可预测性。在以下病例中，主要以种植治疗和组织再生手术为重点。当然，数字化技术在日常牙科的应用还存在无限可能。

8.3.1　不同治疗方案的诊断与发展

以下病例表明，详细的虚拟诊断可以改善临床资源，从而使患者受益。

8.3.1.1　1号患者

患者缺失上颌的4颗切牙，出现骨塌陷和软组织缺失（图8.3a）。局部活动义齿可以替代缺失牙齿。该义齿颊侧的基托可以补偿颊侧塌陷（图8.3b）。当患者微笑时，可以看到义齿的白色和粉色部分（图8.3c）。

采用传统印模方法获取物理模型是评估手术计划可行性的方法之一，然后扫描物理模型并将其导入CAD软件中，以便对缺失牙进行蜡型制作处理。这种设计是为了进行不同的测试以获得理想美学表现的两种形式：其中一种包含牙齿和牙龈，而另一种仅涉及牙齿（无粉红色结构）。

设计可以通过减法方式（蜡片或铣削PMMA）或加法方式（树脂打印）来实现，以获得一个精确的复制品，进行试戴并检查患者的满意度（图8.4）。

一旦确定了修复目标，可选择由两个种植体支撑的混合支持式的固定义齿并即刻负重，或者实施骨增量手术后行延期种植手术。

通过与患者讨论上述方案的可能性后，选择数字化引导手术方式的简化方案。使用Implant Studio®（3Shape，丹麦）软件进行12和22牙位的种植体植入设计（图8.5）。打印树脂导板并安装金属套筒（图8.6a）。术前检查导板就位的情况。在此病例中，通过数字化和模拟程序获得临时修复体，包括诊断阶段获取的蜡型（铣削PMMA）并在技工室中采用传统方法将其转化为树脂材料（图8.6b，c）。

患者在手术当天佩戴固定义齿（图8.7）。创口愈合60天后，对种植体的骨结合情况进行评估，然后利用最初的虚拟设计（保存于数字文件），由块状预烧结的氧化锆切削形成整体式修复体（图8.8）。

8.3.1.2　2号患者

2号患者因双侧上颌窦提升（MSE）而被转诊。全景X线片显示上颌窦完全扩张、牙槽嵴的解剖结构以及13–22牙位的固定义齿（图8.9）。此病例的治疗计划遵循常规的数字化流程：将CBCT和STL格式文件导入CAD软件。除评估患者需求和风险因素之外，还需评估MSE替代治疗方案的可行性。因此，种植体分布位点也要进行评估。

数字化工具可以虚拟设计种植体的排列，使种植体在11、21和13、23牙位到达理想位置。此外，25和15牙位计划采用远中倾斜的种植体，以便穿龈位置在第二前磨牙甚至第一磨牙。种植体的方向与上颌窦前壁平行（图8.10）。

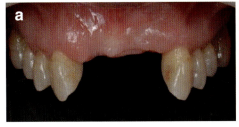
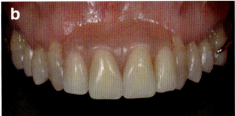
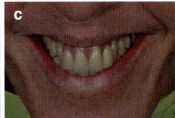

图8.3　1号患者初诊情况（a～c）

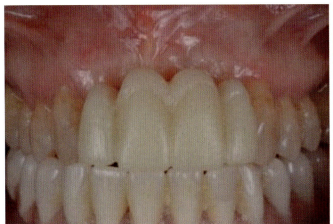
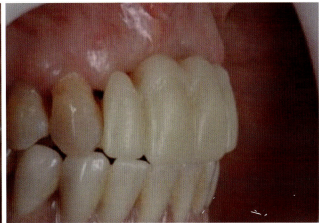

图8.4　美学评估以判断行软组织增量的必要性

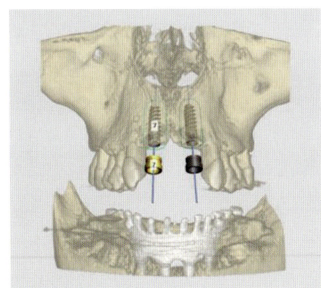
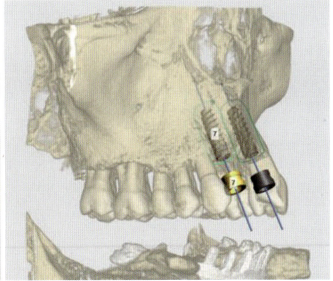

图8.5　虚拟种植设计

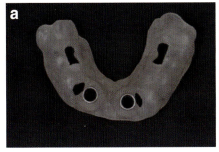
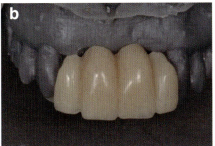
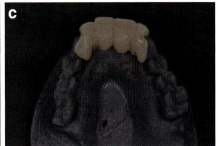

图8.6　即刻负重导板和修复体准备（a～c）

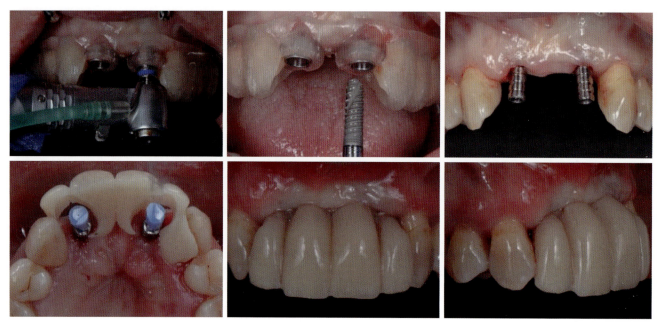

图8.7   引导种植手术后临时修复体即刻负重

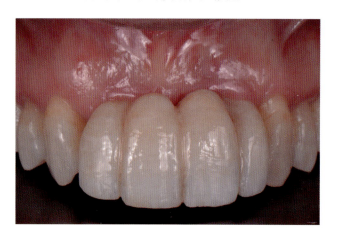

图8.8   永久氧化锆冠修复

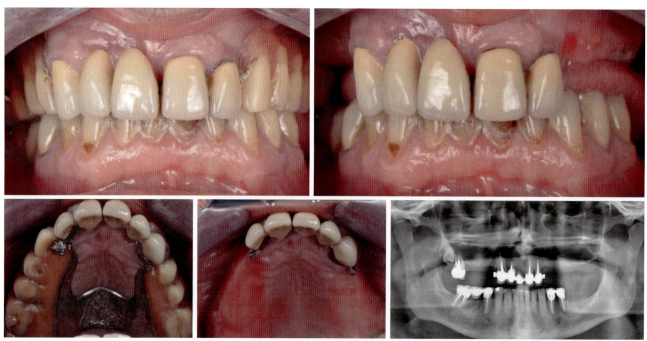

图8.9   2号患者的初诊情况

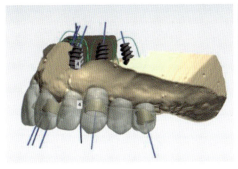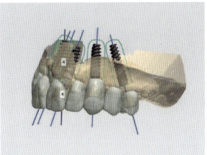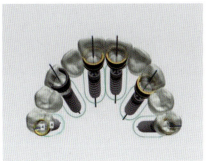

图8.10　倾斜的种植体及其展现的虚拟种植设计。软件可视化选项允许通过调整透明度、移除表面纹路和淡化表面扫描、CBCT、种植体和修复体的方式以评估种植体

手术规划完成后即打印外科导板，以引导SPI®（AlphaBioTec，以色列）种植体的植入（图8.11a）。计划采取即刻负重方案，以增加患者舒适度，降低风险，并节省临床治疗时间（图8.11b，c）。术后

的影像学图像作为方案设计和实际效果的对比（图8.11d）。患者得以在更简单、更快捷、更有效的方式下完成治疗（图8.12）。

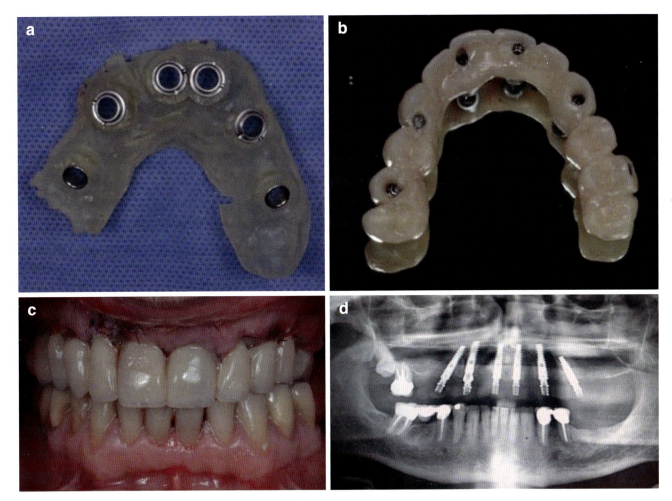

图8.11　使用即刻负重方案的无牙颌患者的引导手术（a～d）

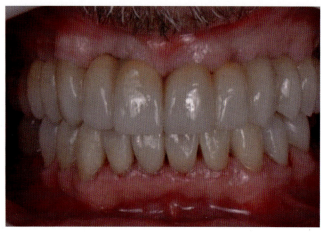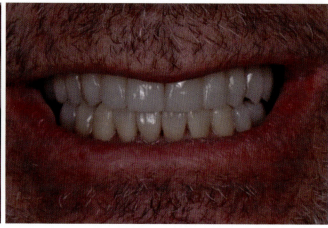

图8.12　全口永久氧化锆修复体

8.3.2　分期手术：模拟组织再生手术后的引导种植

以下病例阐述了虚拟设计是如何最大限度地利用已再生的牙槽嵴，以确保种植体周围有适量的健康骨组织，并避免在种植体植入时对移植的颊侧骨壁产生不必要的压力。

8.3.2.1　3号患者

3号患者的21牙位颊侧存在瘘管，探诊深度表明满足拔牙指征并需要进行骨组织增量（图8.13a）。21和22牙位可见临时修复体。全景X线片显示上述牙齿已行牙髓治疗，CBCT显示21牙位存在根尖周病变。骨缺损比预期更广泛并波及22牙位（图8.13b，c）。

第一阶段的手术包括拔除21牙，同期使用异体生物材料和可吸收膜引导骨再生（GBR）（图8.14）。保留22牙作为支持临时固定义齿的天然基牙。

4个月后，重新采集CBCT并与数字化模型一起上传到用于引导手术的软件中。通过透明化CBCT图像以观察SPI®（AlphaBioTec，以色列）种植体的位置（图8.15a）。通过STL模型与图像重叠，显示龈缘位置，以评估种植体的三维位置，从而完美地确定颊腭向、冠根向和近远中向的位置（图8.15b~d）。种植体穿龈的方向要与修复体的舌隆突一致。当获得所有要素后，即可3D打印出一个手术导板（图8.16）。

第二阶段手术包括：切开并暴露骨组织再生区域，导板就位后，使用初始牙槽嵴定位钻，然后进行后续钻孔，直至达到种植体植入所需的直径（图8.17a~c）。术中发现，就骨量和骨质而言，均实现了骨组织再生。在手术导板的帮助下，种植体植入到预期计划位置（图8.17d）。

临时基牙用于粘接树脂修复体，以塑造穿龈的轮廓（图8.18）。经过几个月的愈合，组织稳定，进行最终的修复程序（图8.19）。

8.3.2.2　4号患者

4号患者的GBR手术更为复杂，需要联合使用微型钢板、钛网和生物材料（异种移植物和屏障膜）进行治疗，以确保适当的组织分区和骨再生（图8.20）。这名患者的12、21和22牙缺失，首先进行了常规的数字化微笑设计，以确定功能和美学的参数。

愈合期完成后，将CBCT和数字化模型导入种植设计软件。通过引导手术的方法对种植体的最佳分布位置和方向进行确定（图8.21）。

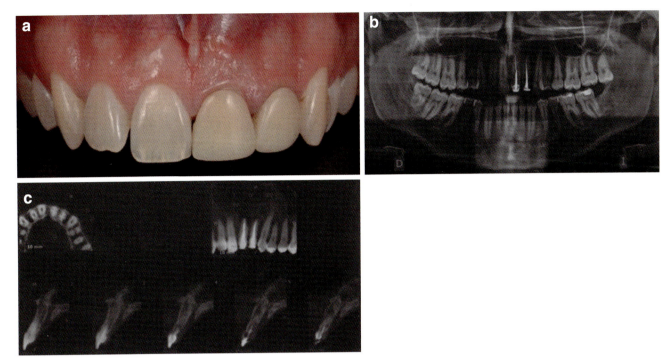

图8.13　3号患者初诊情况（a~c）

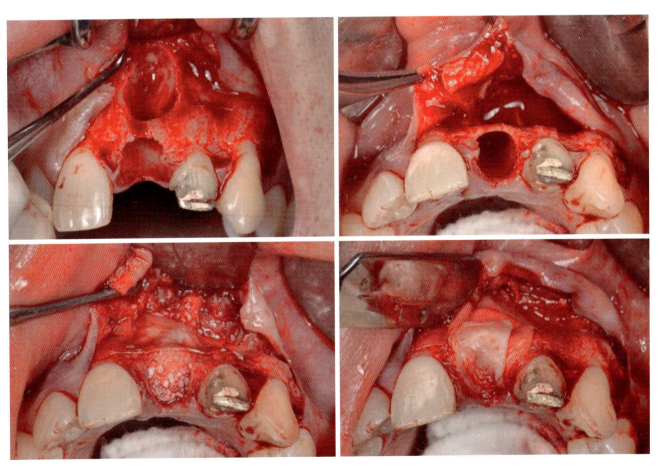

图8.14　外科手术第一阶段

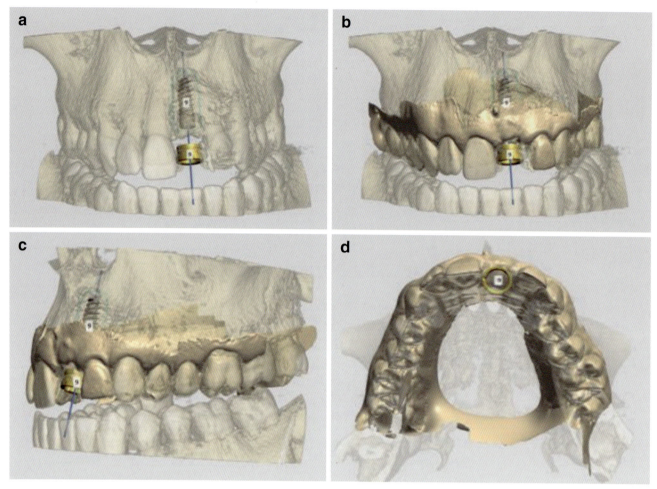

图8.15　21牙位的种植体虚拟种植设计（a~d）

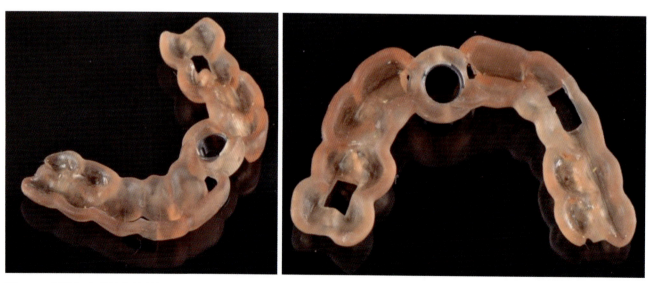

图8.16　树脂打印种植套筒导板

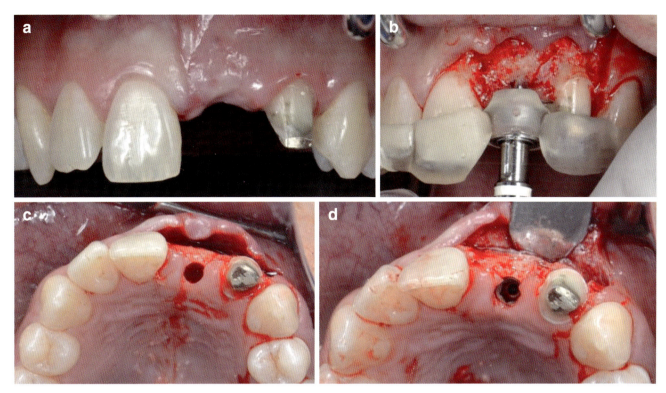

图8.17　外科手术第二阶段采用引导式种植方案（a～d）

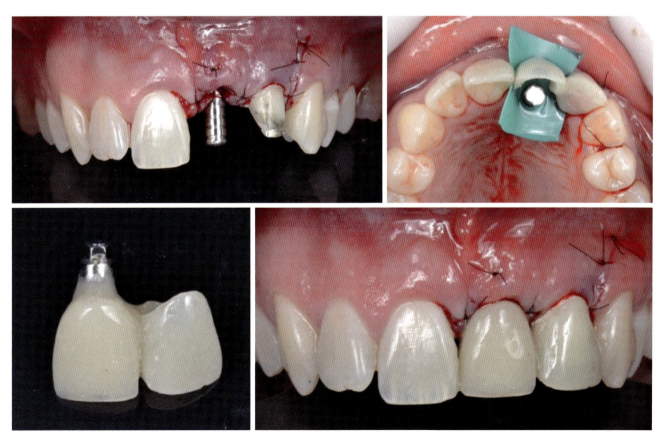

图8.18　即刻修复

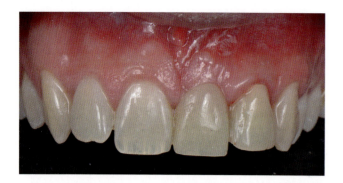

图8.19   患者术后情况，准备进行最终修复治疗

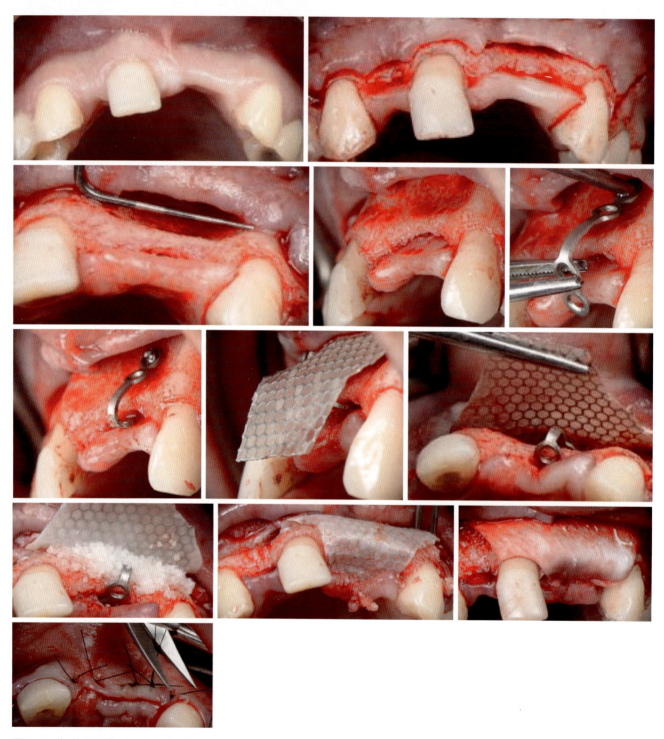

图8.20   复杂GBR手术的联合手术方法

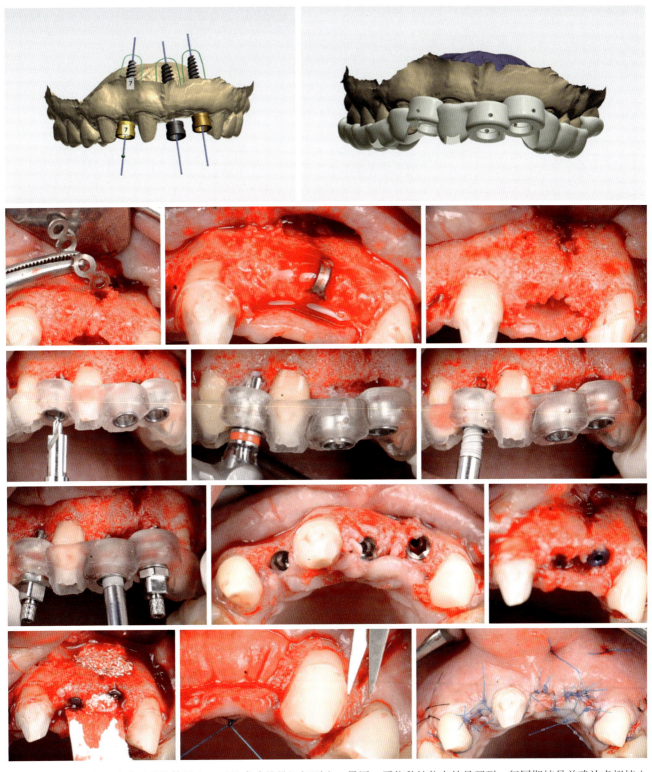

图8.21 12牙位虚拟设计后种植体植入，可见成功的骨组织再生。另因12牙位种植位点处骨开裂，行同期植骨并确认虚拟植入计划

8.3.3　分期手术：CBCT绘制的三维模型用于模拟GBR术前设计

以下病例介绍了自数字程序引入骨增量手术以来的第一种应用选择。如第1章所述，CBCT的分层过程为临床医生提供了一个宝贵的工具：一个具象的表面模型。通常情况下，模型由3D打印完成，其中一些可以进行蒸汽消毒。模型可以配合外科工具使用，如网格和微型钢板，以节省临床治疗时间和降低患者发病率。

8.3.3.1　5号患者

在此病例中，数字资源的使用有利于实现复杂的骨重建。患者缺失了整个上颌前牙区（图8.22）。患者临床条件非常差，只剩下23牙（Ⅲ度松动），

符合拔牙指征。对颌下前牙前突。咬合面可见上颌骨前部塌陷和骨量不足。将石膏模型安装在半可调殆架上，以制作临时活动义齿。

CBCT显示，从13到24牙的牙槽嵴吸收逐渐加重，23牙的附着丧失严重，11至23牙存在残留的囊肿。分期手术的治疗计划包括：第一步是拔除23牙，囊肿切除和三维骨重建；第二步才是种植体植入。

通过将DICOM文件转换为STL文件，从而获得一个上颌骨的三维图像，并3D打印制作树脂模型。刚性钛网预弯并贴合上颌骨模型中牙槽嵴的轮廓，可以容纳生物材料并维持其空间。预弯钛网结构用于保持血块稳定性以实现骨组织再生（图8.23）。

手术过程暴露整个上颌骨前部，术中可见骨组织丧失和残留囊肿，缺损区域几乎波及整个剩余的

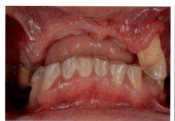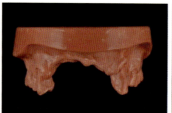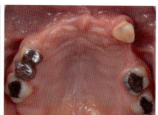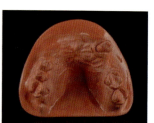

图8.22　4号患者初诊情况

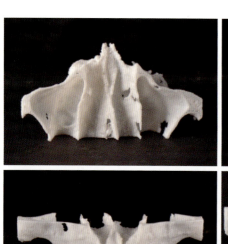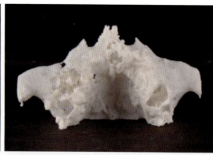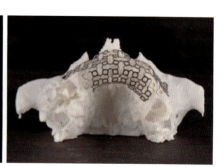
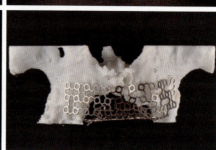

图8.23　上颌骨的立体光刻模型用于钛网的术前塑形。塑形完成后进行消毒，以节省宝贵的临床时间

牙槽嵴（图8.24a）。

在打印模型上对钛网的调整节省了宝贵的手术时间，为微型螺钉固定预留了位置，因此该模型可以保持完全稳定和无移动（图8.24b，c）。

可吸收膜覆盖于钛网上，并将其缝合固定在软组织瓣内侧的底部（图8.24d）。随后，进行伤口缝合，以实现一期愈合。此外，软组织瓣需要保证完全无张力（图8.24e）。

6个月后，CBCT图像显示钛网仍保留在原位，原塌陷区域可见部分骨组织再生（图8.25）。然后按照常规方案植入种植体（图8.26）。4个月后，通过CAD/CAM技术制作混合支持式固定义齿，并交付患者使用（图8.27）。

8.3.3.2　6号患者

6号患者的手术过程与前述病例类似（图8.28）。为了提高GBR手术的便利性，利用CBCT数据制作了一个3D打印的树脂模型。水平和垂直骨量不足以达到种植体所需的稳定性以及合适的美学效果。

预先在打印的模型上进行微型钛板塑形，建立刚性的垂直挡板，它能够塑造和引导牙槽嵴所需的解剖结构。再次强调，使用预塑形微型钛板有助于预防并发症的发生。在这个特殊病例中，钛网状物嵌于胶原蛋白膜内。

因此，用于钛网塑形的立体光刻模型在术前进行灭菌。微型钛板可以预先成型，然后消毒以供使用（图8.29）。

在这些情况下，使用数字化技术可以简化手术并减少手术时间。此外，由于口内微型钛板和/或钛网的塑形受手术入路、患者移动、术区出血和唾液的影响而更为复杂，因此在模型上预塑形往往比口内塑形更加精确和容易（图8.30）。

8.3.4　分期手术：虚拟GBR计划和手术材料的计算机辅助制造

下面的病例展示了虚拟设计的进阶应用，不仅可以可视化修复体及其对应的种植体排列，还可以确定骨增量的体积，以便制作微型钛板和/或网格来容纳所述的理想骨量。材料可以通过减材或增材方式生产。

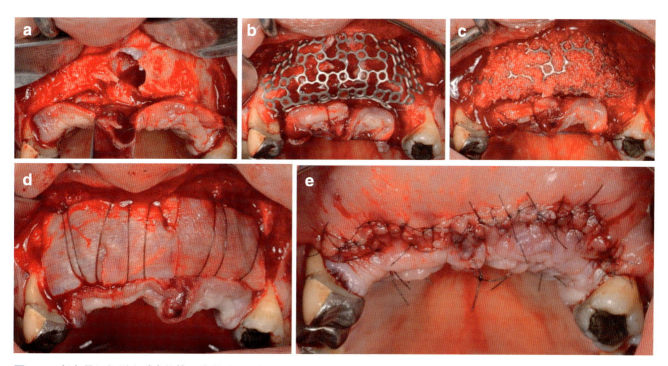

图8.24　复杂骨组织再生手术的第一阶段（a～e）

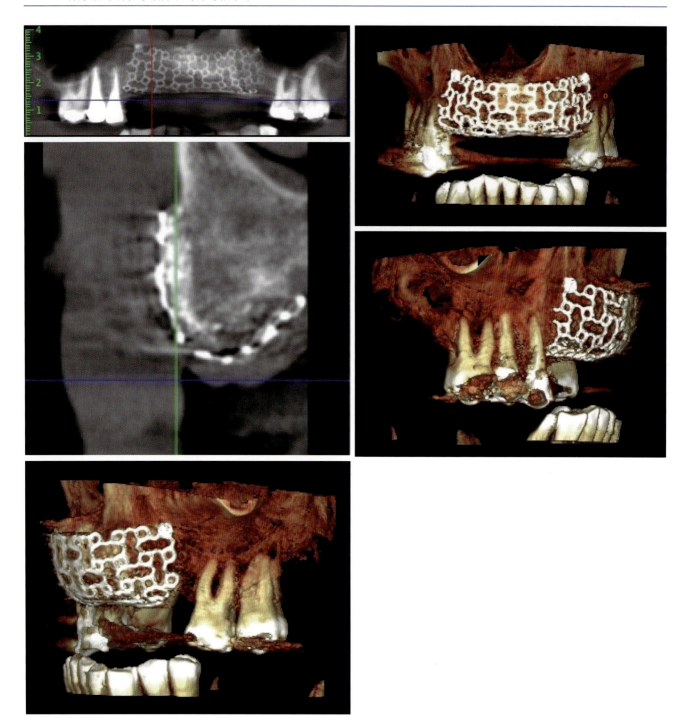

图8.25 愈合6个月后的情况（CT断层扫描三维重建）

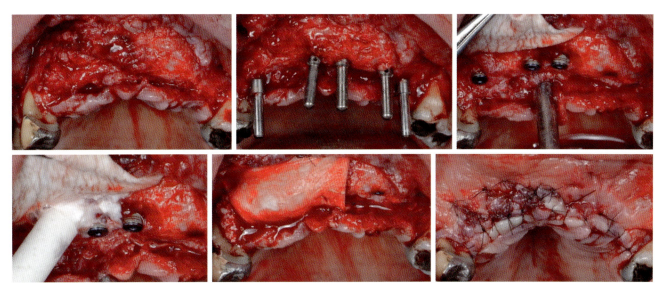

图8.26 在11和21牙位进行常规种植体植入和同期骨移植

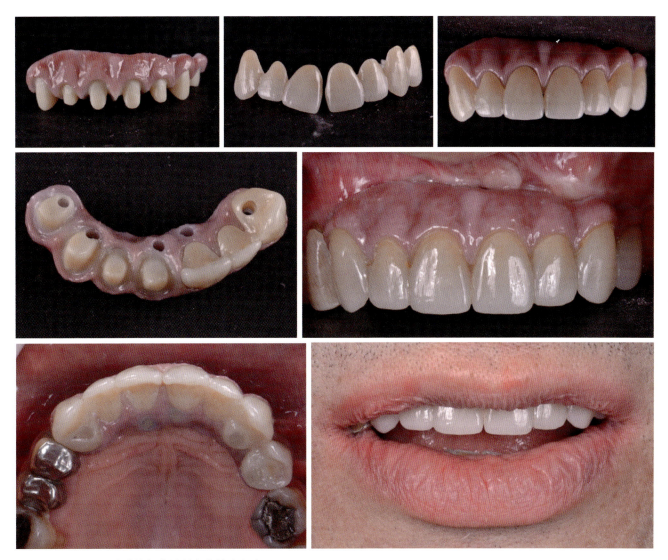

图8.27 CAD/CAM设计的氧化锆混合支持式义齿

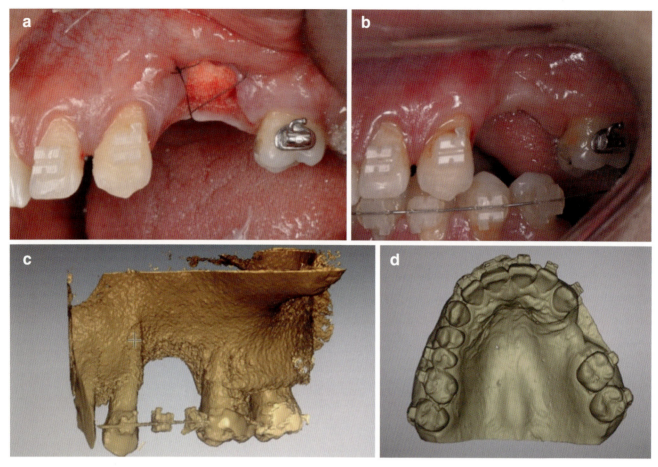

图8.28 6号患者的初诊情况（a）和软组织愈合（b）。采用CBCT重建和STL文件进行虚拟设计从而确定分期手术的方法（c，d）

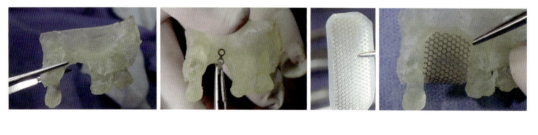

图8.29 术前在打印的上颌模型上预塑形钛网

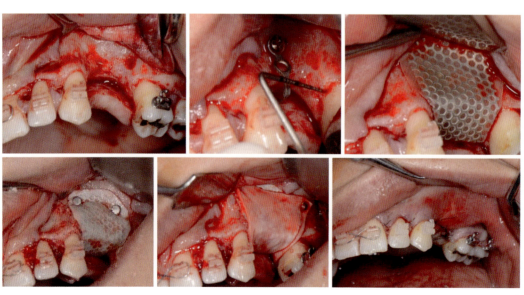

图8.30 用于GBR预塑形钛网的口内固定

8.3.4.1　7号患者

7号患者因牙髓治疗失败导致的慢性感染而失去了4颗上颌切牙。拔除患牙同期进行位点保存。经过几个月的愈合，可以看到整个上颌骨前部区域出现大范围缺损，同时在中线区域有非常明显的水平向和垂直向骨缺损（图8.31）。

将CBCT和数字化模型导入到CAD软件中，并设计模拟理想的骨量。在此基础上，设计一个虚拟网状物容纳术中使用的生物材料，以维持空间并稳定血凝块。DICOM文件的三维重建被转换为表面模型（STL），并使用UV树脂3D打印获得上颌骨的精准复制模型（图8.32a）。

通过减材的方式铣削聚醚醚酮（PEEK）材料制作虚拟设计的GBR网（图8.32b，c）。3D打印的上颌骨模型用于检查铣削后的网状物的适配性，并模拟手术。从而使外科医生得以预测术中可能出现的困难，并采取可行的解决措施。

手术流程显示数字化技术在高度复杂的治疗计划和手术实施方面具有宝贵优势（图8.33和图8.34）。

愈合完成后，取出PEEK网，通过虚拟种植设计方案引导种植体植入（图8.35）。

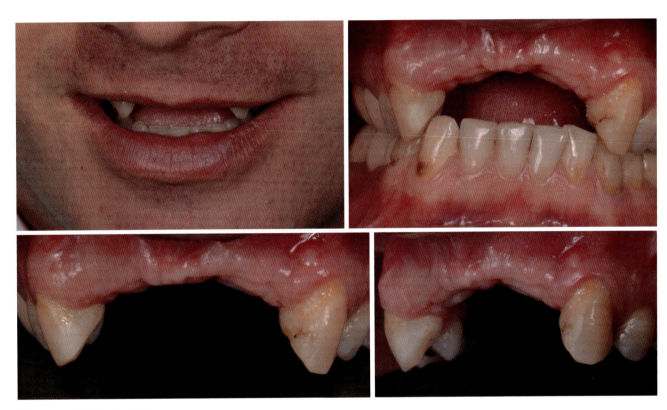

图8.31　7号患者初始情况

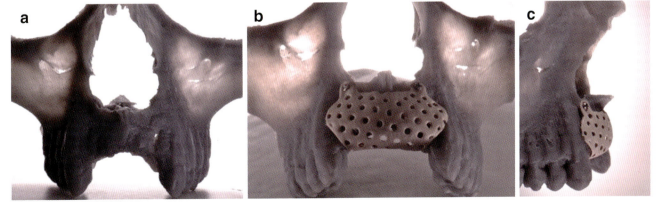

图8.32　通过CBCT绘制获得的立体光刻模型（a）和通过块状铣削过程获得具有良好生物相容性的PEEK网（b，c）

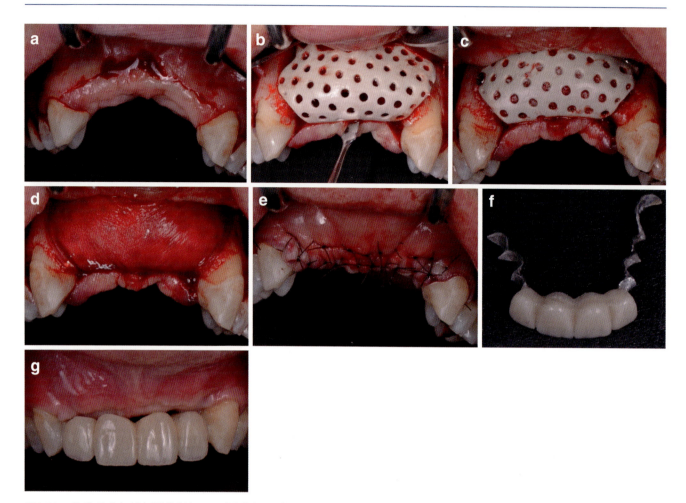

图8.33 外科手术包括颊侧移行切口、全厚瓣、生物材料植入和PEEK网固定（a～c）。软组织瓣覆盖并进行无张力缝合（d，e）。在这些病例中，必须采用固定式临时修复体，以避免对愈合区产生压力（f）。术后1个月的情况（g）

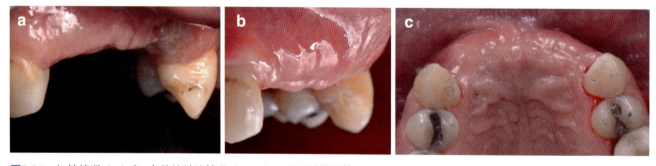

图8.34 初始情况（a）和6个月的随访情况（b，c）显示了牙槽骨体积已成功增加

8.3.5　引导下即刻种植后的即刻修复

　　数字化技术为现代牙科提供了无限可能性，另一个病例是数字化模拟设计的组合应用，如即刻种植，同期进行组织增量和美学区域的即刻修复。引导性手术规划后，修复程序可以通过虚拟方式进行，以便在手术前打印或铣削临时性修复体；也可以通过在患者模型上手工制作临时修复体。

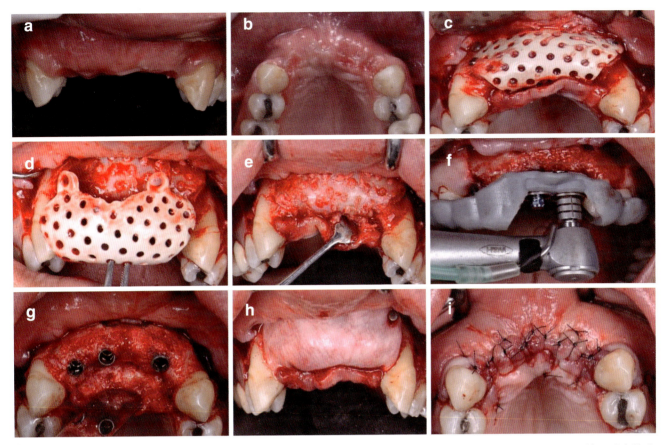

图8.35　愈合期结束后，可见牙槽嵴体积增加（a，b）。翻全厚瓣取出PEEK网（c，d）。成功实现骨增量（e）并通过套筒式手术导板完成了种植体植入（f）。进行补充性的引导骨再生术，以改善种植体冠周组织（g）。使用可吸收膜（h）和确保无张力的软组织瓣闭合（i）

8.3.5.1　8号患者

对于这个特殊的患者，介绍了一种替代的全数字化工作流程的有效方案。通过虚拟规划获得的手术导板和种植体携带器上附加的种植体替代体，将种植体定位到模型中（图8.36）。从而，评估术后情况来手工制作临时冠。然而，为了改善基台的就位和整个修复体的适合性，应在手术结束后进行基台与修复体的粘接。

此外，该程序也可用于CAD/CAM修复程序，但外科和修复软件程序之间不兼容，因此不允许在两者之间导出/导入文件（见第2章第2.2.2节）。在这种情况下，可以将扫描体连接到放置在模型中的模拟物上，重新对其进行扫描，从而对修复体进行虚拟设计（图8.37）。

8.3.6　虚拟结果评估

最后同样很重要的是，当测量组织体积变化时，数字化模型（表面扫描）或CBCT渲染的叠加有助于进行客观的结果评估。从这个宝贵的工具可以应用在学术、研究甚至临床应用。此外，毫无疑问的是虚拟结果评估已经影响了当今研究项目的实施方式。

8.3.6.1　9号患者

在这种情况下，通过对组织再生手术的术前和术后数字化模型对比，可以进行定性和定量的精确结果测量。

在这个病例中，由于21牙牙根折断，必须拔

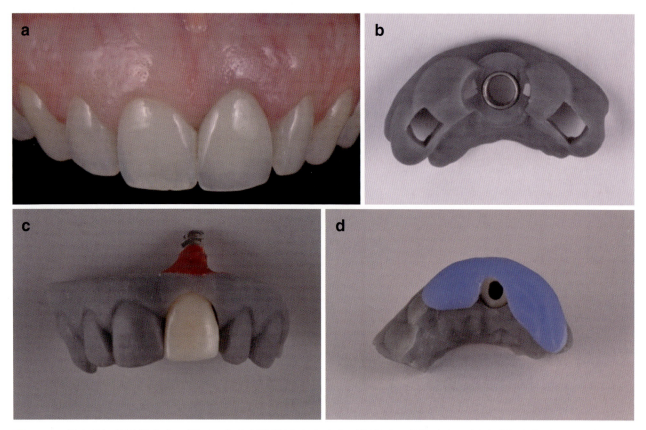

图8.36   8号患者初始情况（a），通过3D打印制作导板（b）和临时冠的手工制作（c）。设计附加定位器，用于转移所需修复体位置（d）

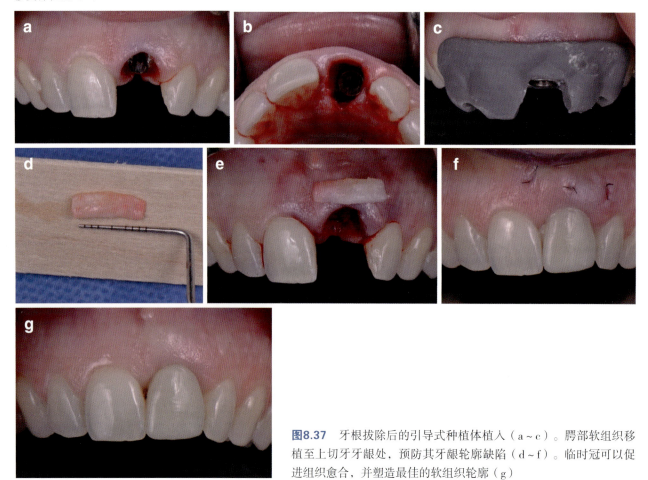

图8.37   牙根拔除后的引导式种植体植入（a~c）。腭部软组织移植至上切牙牙龈处，预防其牙龈轮廓缺陷（d~f）。临时冠可以促进组织愈合，并塑造最佳的软组织轮廓（g）

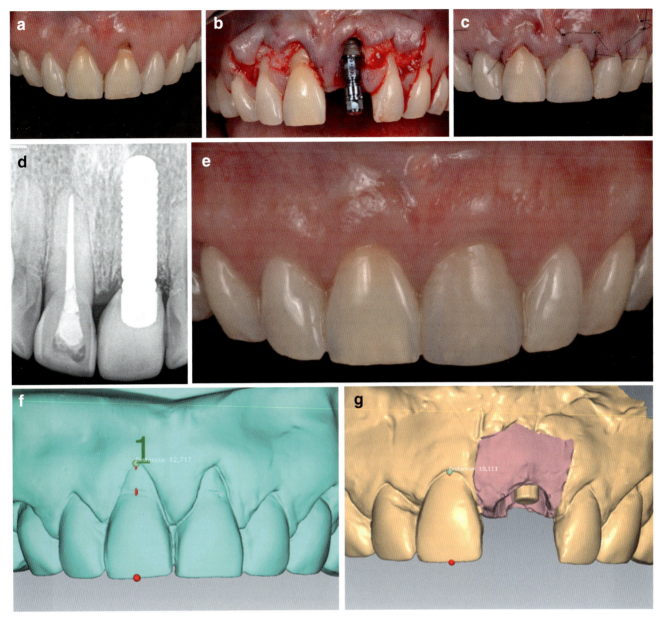

图8.38　9号患者的手术过程和虚拟的术后结果评估（a~g）

除。在4颗上切牙处同时可以观察到多处牙龈退缩（图8.38a）。治疗计划包括即刻种植、GBR和冠向复位瓣覆盖牙根的综合治疗方案（图8.38b，c）。

21牙即刻修复（图8.38c，d）。经过6个月的愈合期后，组织趋于稳定（图8.38e），使用CAD/CAM技术准备最终修复。比较初始和最终情况的数字化测量结果（图8.38f，g）。然后评估牙根被完整覆盖的情况，牙龈高度显示组织增加量和牙龈向冠方移行量。

8.3.6.2　10号患者

另一病例中，患者接受上颌前牙区的三维骨组织再生治疗，以弥补组织塌陷和缺失。使用钛增强的不可吸收膜作为GBR手术屏障膜，以容纳生物材料。完整的临床流程如图8.39所示。

当创口完全愈合后，使用扫描叠加程序进行分析（图8.40）。通过定性和定量结果进行客观评估。此外，也可使用CBCT渲染对其进行评估比较（图8.39c，h）。

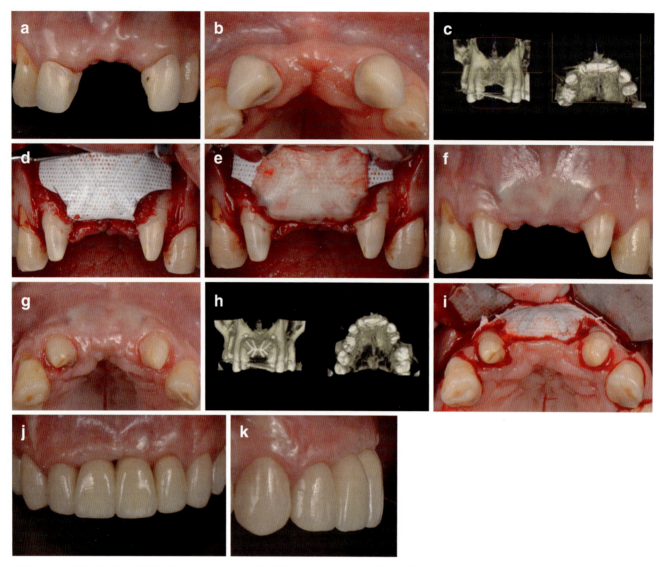

图8.39 10号患者的初始情况（a～c）。GBR手术过程（d，e）。6个月的随访情况（f～h）。11和21牙位种植体植入前组织再生治疗的临床情况（i）和修复体的最终结果（j，k）

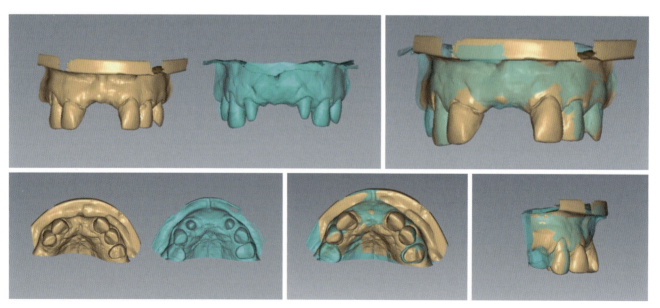

图8.40 组织体积增量的虚拟评估

第9章　数字化重建手术

Digital Reconstructive Surgery

Luca Barbera, Niccolo Barbera, Alessandra Puccio,
Emanuele Barbera, Marco Rossoni

9.1　前言

谈及现代口腔数字化重建手术，并不意味着将传统意义上的骨及膜龈再生修复术完全改变，它只是将原有临床手术中的经典流程变为更遵循特定路径的数字化流程。也就是说，它需要一系列基本操作知识：从数据采集到设计，再到最后的生产（CAI-CAD-CAM概念）。

另一个主要的变化是临床医生与技师间的工作交互更加一体化，他们不再通过物料的交换进行工作互动，而是通过信息化文件的传递，特别是在重建手术的初期阶段。事实上，为了充分利用数字化流程，必须强调数据重要性采集。应在后续步骤开始之前对此进行评估。设计阶段，修复学、牙周病学和口腔种植学等学科之间交叉融合，以实现功能和美学的共同重建。

因此，数字化重建手术代表着临床前过程的标准化，用于诊断、设计和制作各个环节。其中包括生物材料或支架材料的设计使用，完善种植体愈合的手术阶段，节省时间，降低患者发病率等。

9.2　植骨术生物学基础当前概念

随着种植学领域临床和科研工作的开展，软硬组织的保留与再生变得密不可分。因此，将种植体周围组织支持与修复结构密切相关纳入在下一个章节中。这引入了当前"种植体支持的周围修复"单元的概念，每个组件都必须优化以满足其他组件的结构特征（图9.1）。所有软硬组织的再生技术都基于"结构优化"的概念（图9.2）。

患者满意度是基于功能的再生与美观的重现，这种方法很好地满足了功能与美观上预后的可预测性和稳定性[1-3]（图9.2）。

L. Barbera (✉)
Digital Dentistry Tutor, Monza, Italy

N. Barbera
University of Geneva, Geneva, Switzerland

A. Puccio · E. Barbera
Faculty of Dentistry, Digital Dentistry, Milan, Italy

M. Rossoni
Lab Odt ROSSONi e CASIRATI,
Treviglio, Bergamo, Italy

© Springer Nature Switzerland AG 2021
J. M. Galante, N. A. Rubio (eds.), *Digital Dental Implantology*,
https://doi.org/10.1007/978-3-030-65947-9_9

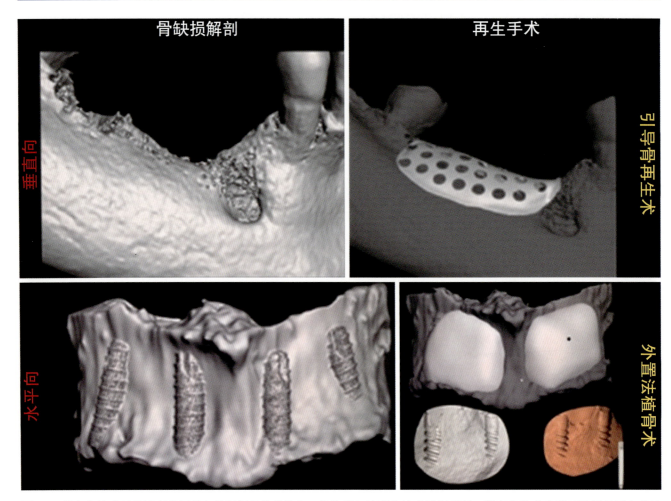

图9.1　数字化技术可以清晰地展示与骨解剖相关的信息，并将其与诊断和治疗计划关联。数字化技术有助于引导骨再生术钛网的设计，以及外置法（Onlay）植骨术个性化骨块的制备

9.2.1　基本概念

大多数现代再生技术基于以下3点：

- 在骨和黏膜支持方面定义一个理想的结构标准，以种植体–周围组织–修复体为一个单元[3-4]。
- 骨和牙龈缺损的类型[5-6]。
- 软硬组织再生生物学[7-8]。

种植体周围软硬组织理想状态的黄金标准是从功能和美学的角度定义了种植体修复最佳存留条件。种植体周围的骨组织和黏膜组织对整体的治疗预后起着基础性作用。种植体周围组织的结构化修复是必要的，所以必须以实现种植体周围组织理想状态为条件。此外，临床基线缺损情况和预期修复结果（正确的组织结构）决定了再生性手术的决策。

9.2.2　重建参数

当前种植体周围组织的发展趋势与理想状态的定义是基于功能和美学效果的需求。这就解释了为什么人们对软组织的高度重视和研究。Deeb[4]总结了关于"种植体–基牙–牙龈组织–修复"理想的关系。

（1）**牙周表型**：厚，具有良好的角化牙龈，邻面接触点位于中1/3，与厚的牙槽支持和低吸收倾向相关；薄，角化牙龈很少，接触点位于冠1/3，

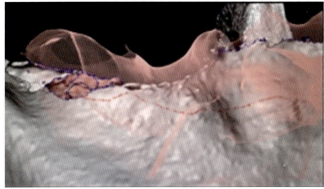
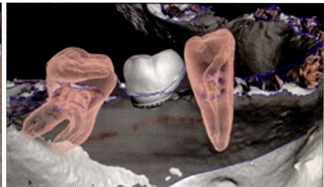
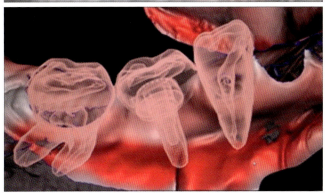

图9.2 牙齿、牙龈和骨相关图像叠加，评估患者情况

与薄牙槽骨和明显开裂和吸收倾向相关。

（2）**软组织与种植体的关系**：种植体应位于龈缘根向3mm处，距颊侧至少2mm，距邻牙1.5mm或距相邻种植体3mm。

此外，Sonick[3]总结了种植体周围骨支撑的结构基础。理想的骨特征必须始终与厚牙周表型的骨特征相一致。因此，需要在种植体植入之前将薄生物型转化为厚生物型。

9.2.3 骨再生的生物学基础

包括以下方面：

- **初期伤口愈合**：正确的设计应考虑体积增量，以缝合后能实现皮瓣的自由张力状态为佳。
- **血管生成**：这是再生手术中最难满足的要求之一。不论使用何种个性化骨块进行重建，种植外科医生都必须考虑来自相邻骨的血管再生和血供。
- **空间维持**：骨移植必须以机械和空间稳定性为先决条件；应消除残余微动。
- **伤口稳定性**：软组织微动通过促进上皮细胞向待再生部位迁移来抑制膜屏障功能[3]。

为了将这些运用到临床手术中，有关组织重建的决策流程如下：

- **第一步**：缺损类型的定义。
- **第二步**：修复/再生的决定[9]。
- **第三步**：同期植入或分期植入。
- **第四步**：再生手术的选择。
- **第五步**：材料的选择。

最适合数字化流程的技术是引导骨再生术（GBR）和外置法植骨术（Onlay Block，OB）（图9.3）。

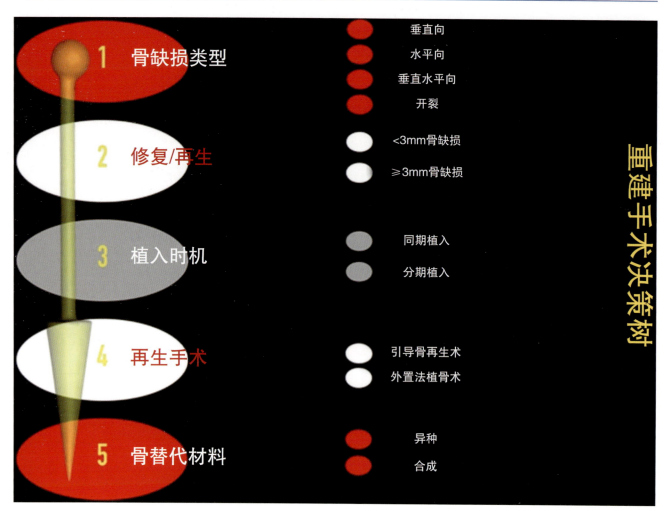

图9.3　骨重建手术是一门复杂的学科。该图显示了一个基于技术的决策树，在过去几年中，已被证明是各种情况的最佳选择。决策树中也考虑了临床医生的经验及实操能力

9.2.4　引导骨再生术

GBR基于屏障膜原理，防止上皮细胞迁移到骨祖细胞预期定植的部位。文献报道了使用机械屏障能发挥有利作用，机械屏障可以保持理想的空间并防止如前所述的上皮细胞迁移。骨再生不一定需要物理移植，只要一个可以通过屏障膜来维持稳定的空间。

有学者认为，为了GBR的成功，必须使用不可吸收膜，也有学者认为应该使用可吸收膜来减少患者的并发症。然而，可吸收膜机械强度差，其需另外的机械支撑来维持骨增量所需空间。

有文献报道GBR也可同期植入种植体。尽管从生物学角度不是必需，空间维持与用于填充待再生空间的生物材料相关。这一功能性概念基于，一旦阻挡了上皮祖细胞的迁移，在骨缺损处，血管定植和骨沉积可实现骨的再生与重建。

9.2.5　外置法植骨术

此技术是GBR的一种有效替代方案。其再生原理基于骨传导，作为新合成骨组织的皮下侵入支架。使用的材料可来自自体、同种异体、异种甚至合成来源。根据这一点，块状骨还应该具有骨诱导性。

传统技术包括将块状骨成形以适应受区。固定且不移位是基本要求。可以使用覆盖膜，通常是可吸收的膜来起到固定作用。

材料的水解能力及渗透性取决于其宏观特性（材料表征）。这些特征越符合血管新生的要求，就越能实现更好、更有效的整合[9]。

9.3　数字化技术

数字化技术对骨重建手术极为有用。首先，从定量和定性上，增强的可视化可以非常精确地界定骨缺损。此外，CAD软件简化了手术中使用的各种类型的设备设计（图9.4）。CAM标志着在速度、成本和工作精度方面的变革。

从现代化修复概念的设想出发，工作流程数字化可实现修复体、种植体和周围组织的相互协调

（图9.5和图9.6）。

9.3.1　数字化工作流程概念

迄今为止，"数字化工作流程"这一表述可能是学术界最常用的表述之一，作为文化活动和技术培训的推动者。这个短语的意思是使用设备和软件来处理临床病例（图9.7）。所以，工作流程实际上是许多技术和决策过程的集合。它还模糊了传统信息流程在临床与技工室之间的界限，因为从前与技工室密切相关的一些操作已经转交到临床医生手中，临床医生的操作正在成为设计过程中积极活跃的那部分。

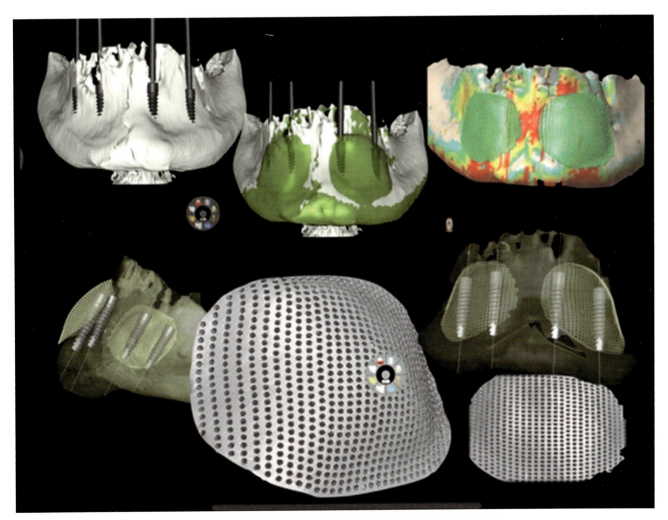

图9.4　此图像展示了一个完整的数字化工作流程。从数据采集开始，到完成GBR的定制网格设计

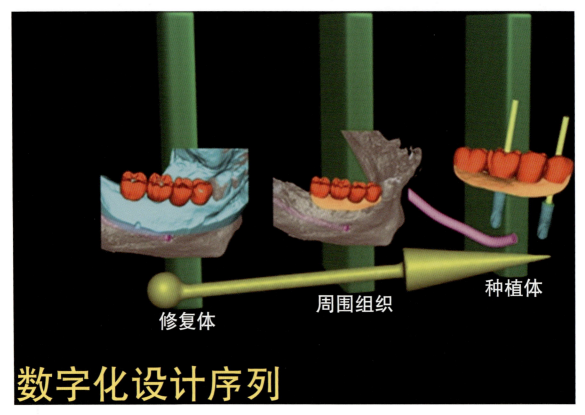

图9.5   无论是检查获取诊断数据阶段还是设计阶段，都应始终关注修复体的相关信息，因为以修复为导向是各种重建手术的基础

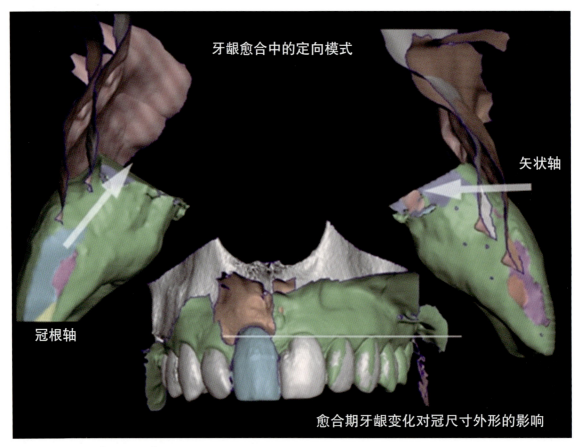

图9.6   程序性拔除11患者病例。数字化技术可以预测骨吸收后软组织不良愈合。这有助于临床医生设计一系列措施防止骨吸收和补偿龈缘的根向移位

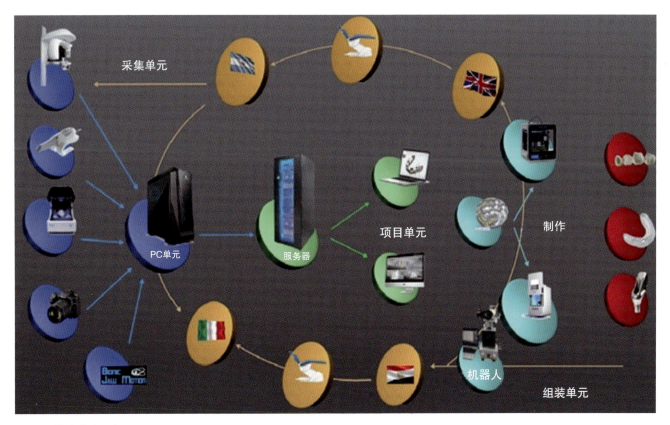

图9.7　数字化流程概要

9.3.2　数字化重建手术概念

"再生手术的数字化方法"是指一系列种植体修复背景下的诊疗,包括界定牙槽骨缺损及规划重建手术。共同点仍然是以牙周初始状况、患者修复要求和种植体支持方面的相关需求来规划重建手术。

9.3.3　CAI阶段

临床数据的采集需详细地记录方案,并对数据进行科学的报告和传输。无论修复设计如何,数字化重建手术都应致力于实现咀嚼系统的功能重建。因此,提出以下建议:

- 牙弓:牙弓的记录包括完整的上下颌骨牙弓。
- 软组织:软组织信息对于评估修复体和种植体的大小、外形和健康预后至关重要。此外,其作为

是否进行再生性治疗的指标。
- 硬组织:一般情况下,有关硬组织(牙槽骨和牙)的信息是通过CBCT扫描获得的。但其很难获得高质量的图像,伪影会影响图像的清晰度。因此,必须把重点放在收集潜在的可组合信息上,以便匹配3种主要结构,即牙齿、膜龈和骨结构。以此,匹配过程将为诊断可视化和设计提供可用信息(见第1章)(图9.8和图9.9)。

9.3.4　CAD阶段

重建性手术的设计经历了修复和手术CAD软件程序交替的一些阶段。如上所述,如果没有修复计划和相关的种植体支持,就不会进行再生或重建设计(图9.10)。

此外,对将要进行的重建类型的最终评估基于预设虚拟种植体,应尽量避免成角度的基台。一旦

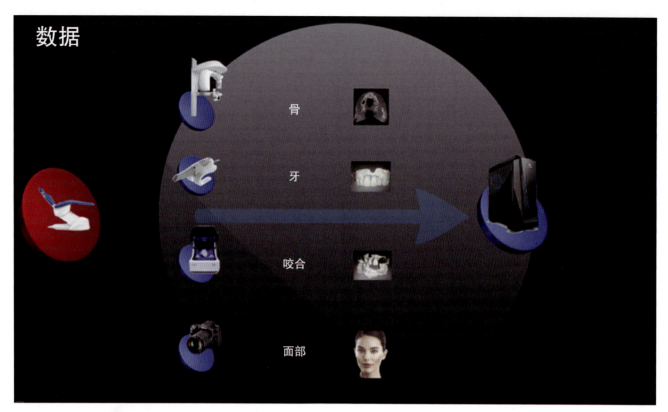

图9.8 临床数据数字化采集方法及相关仪器示意图

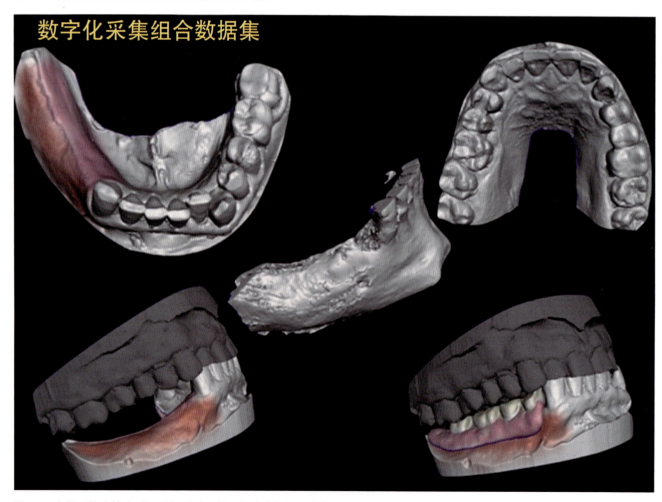

图9.9 应尽可能在检查时记录与牙弓、软组织（膜龈）、咬合、骨组织及患者其他修复体相关的信息

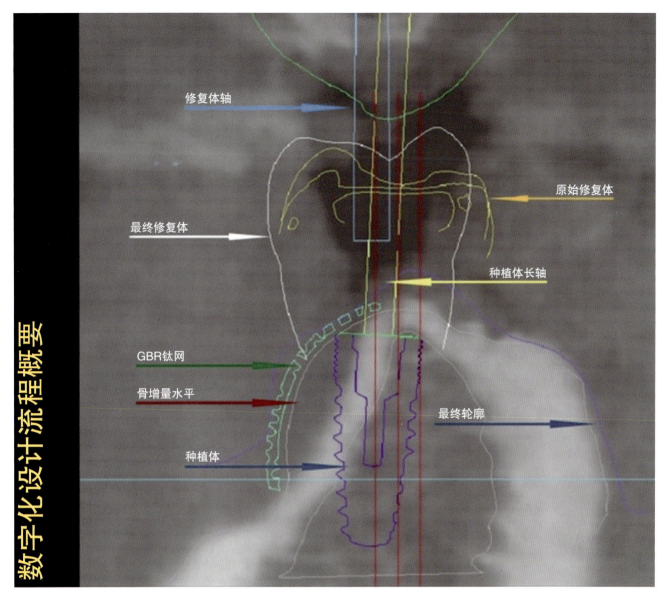

修复体轴

原始修复体

最终修复体

种植体长轴

GBR钛网

骨增量水平

最终轮廓

种植体

图9.10　所有从数字化设计中得到的数据都会自动合并。可以清楚地看出，与病例研究相关的信息能够被获取分析

准备好上述预设，就可以进行骨重建设计。根据手术需求，进行骨增量设计；在骨增量上设计用螺钉或刚板固定的钛网。设计的主要步骤如下：

9.3.4.1　步骤一：虚拟模型

第一阶段涉及从CBCT渲染构建一个三维虚拟骨模型（见第1章第1.3.3节）。该模型必须包含后续设计阶段所需的所有信息。因此，根据特定的需求，通过叠加CBCT及表面扫描图像，可以创建不同的虚拟模型。一般来说，包括以下内容：殆弓；开殆弓

（对应于CBCT位置）；牙龈软组织；上颌骨；修复体（图9.11和图9.12）。

9.3.4.2　步骤二：治疗目标的可视化（VTO）

VTO基于修复体、牙龈和骨的现存问题，对垂直向和水平向缺损进行考量。其设计了一个修复-种植单元并评估了可用骨量。VTO可以非常精准地获悉软硬组织缺损情况，进而确定重建手术的需求（图9.13）。

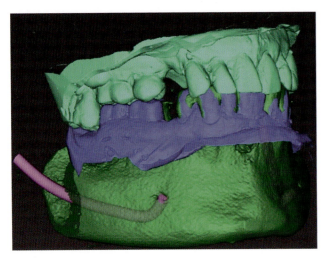

图9.11 下颌骨牙弓种植修复重建渲染示例

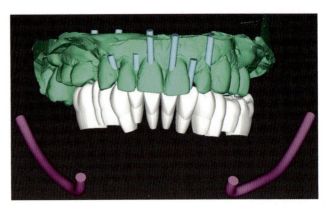

图9.12 治疗目标可视化（VTO）作为种植体定位和评估骨重建手术的起点

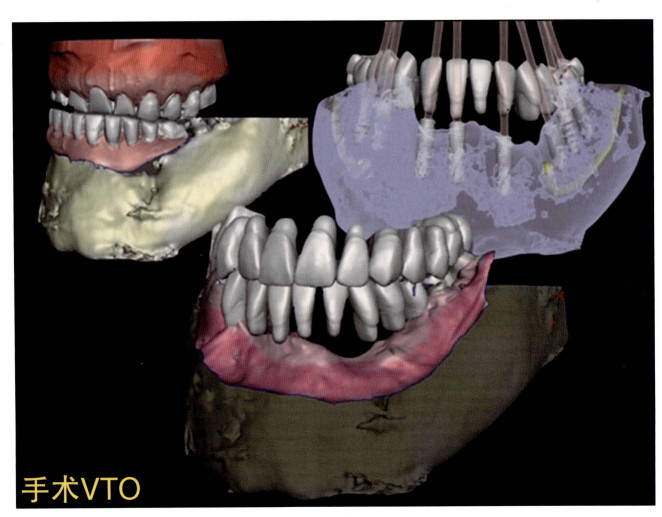

手术VTO

图9.13 手术VTO有助于确定获得功能和美学重现所必需的骨及牙龈重建

9.3.4.3 步骤三：设计与规划

重建手术的VTO在包含牙槽骨和确定种植体位置的渲染图上进行。评估包括：与种植体理想位置（质量和数量）相关的骨缺损类型；最合适的重建措施（重建/再生）；种植体植入时间（同期/分期）；再生技术（GBR/Onlay植骨术）；使用的材料（异种/同种异体）。完成此操作后，将执行必要重建步骤的初步项目（如先前的种植修复体重建）。在此后期项目中，将评估软组织的相应变化（图9.14）。

9.3.4.4 步骤四：软组织手术方案

任何骨重建术项目都包括牙周软组织的最终确定步骤。事实上，每一个改变骨支撑结构的措施都对应着软组织的适应。无论选择何种技术或材料，骨增量手术均需黏骨膜瓣的冠向复位。

9.3.4.5 步骤五：最终设计

根据选择的是GBR还是OB技术，设计会有所不同。在第一种情况（GBR）中，在虚拟模型上绘制所需的增量。然后，使用软件来确定钛网的厚度、

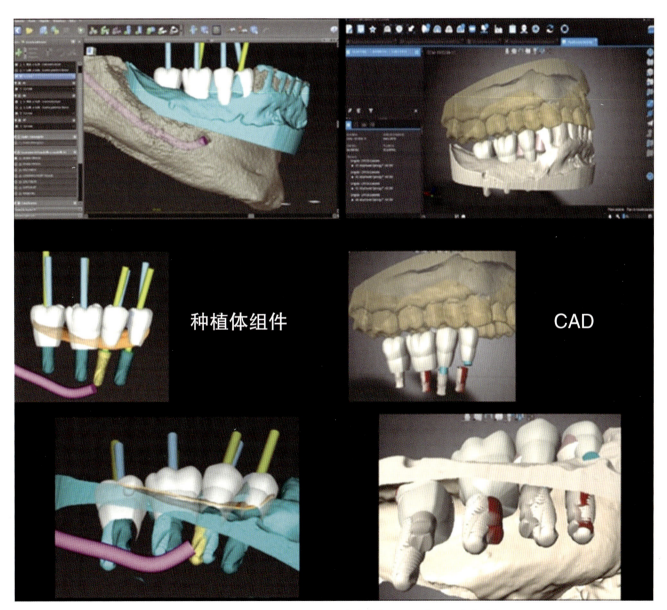

图9.14 用于虚拟种植体植入的软件和用于设计GBR、Onlay植骨术的常规CAD程序，二者实时交互

纹理和偏移特性。该项目可导出并直接发送至生产部门。CAM过程通常包括使用准直激光束在粉末中烧结钛材料（见第3章第3.3.1.5节）[10]。对于OB技术，设计阶段更为复杂，因为必须通过布尔减法操作创建缺失的骨段。也就是说，在上颌骨模型的副本上绘制必要的骨增量，然后通过CAD方法去掉原始骨模型解剖结构[11]。此外，若计划行即刻种植，则可直接将种植窝创建到模型中。以此可减少手术步骤（图9.15～图9.17）。

9.3.5　CAM和临床阶段

重建手术设备的生产基本上基于印刷和铣削程序。块是从异种材料或合成材料中研磨而成。至于在GBR技术中使用的屏障膜，最常使用的是烧结钛，其通过SLS 3D打印方法制成。

使用这些程序，临床阶段得以简化，因为它只涉及暴露手术区域和组装已经构建的材料。钛网和定制支架应始终用具有延长屏障时间特性的膜保护，缝合应提供无张力闭合。

9.4　总结

重建手术方案的不断完善与对新材料的不断探索需要可靠的研究和功能性评估。愈合的结果将取决于骨缺损和生物材料如何被血凝块定植以实现血管新生。以上整个过程依赖于骨传导特性。在未来，生物医学工程师应加入牙科团队，提供有关应用于再生组织及其重建的生物力学的详细信息（图9.18）。

自20世纪60年代CAD技术的诞生以来，CAD技术持续发展，始终在未知的技术领域应用探索。时至今日，临床医生能够对通过CAD/CAM程序获得的生物材料进行实验，口腔医生应坚信我们具备开发创新技术的能力。

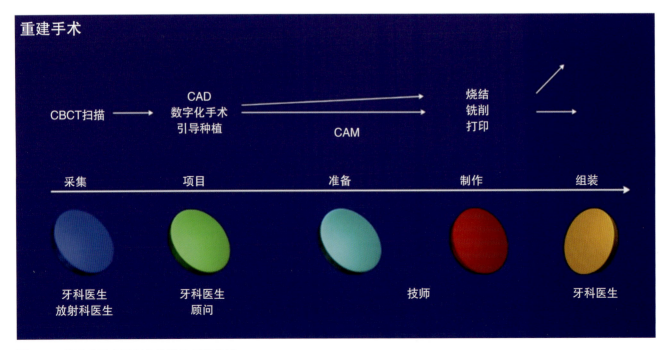

图9.15　骨重建手术数字化设计的步骤总结

图9.16 GBR钛网设计流程。种植体骨开裂（a）；虚拟水平骨增量（b）；钛网CAD图（c）；可视化钛网及其与种植体和解剖结构的关系（d~f）

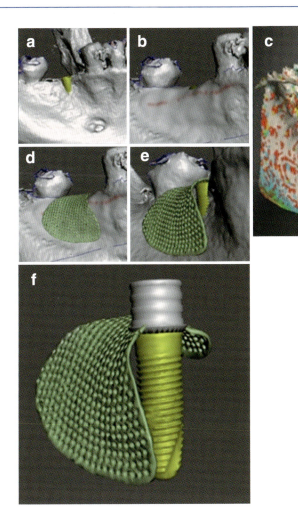

图9.17 重度垂直骨缺损病例的Onlay Block（OB）设计流程。检查时的骨区域（a）；义齿和种植体VTO（b，c）；带有上置块和种植体的外科VTO（d）；整体项目渲染（e~h）

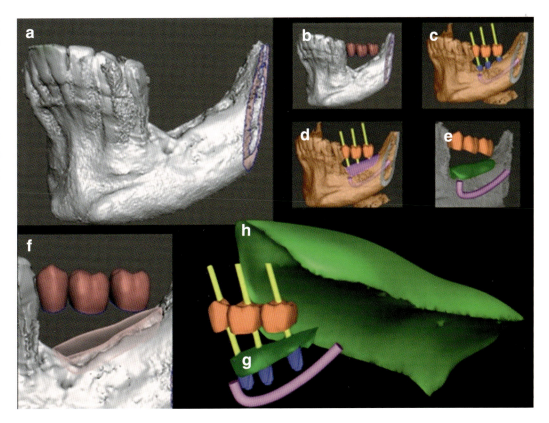

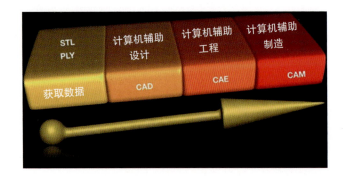

图9.18　修复–手术重建虚拟设计的未来将以计算机辅助工程（CAE）软件程序的使用为特征，该程序将提供对设计内容的功能评估。例如评估血块侵入与流体动力学的关系，甚至其对种植体负载的阻力

第10章 正颌外科的3D虚拟手术规划

3D Virtual Planning in Orthognathic Surgery

Eduardo D. Rubio, Gisela L. Nanni,
C. Mariano Mombrú

10.1 前言

自笔者1983年从事正颌外科手术以来，就痴迷于实现精准化的手术规划。精准化的实现意味着虚拟规划结果与实际结果一致。

在数码摄影时代之前，获得近似治疗结果图像的唯一方法是将患者的照片校准到真实尺寸，对其进行剪裁和拼对，以模拟所需的变化。照片校准是一件很困难的事情，因为冲洗照片的人必须将照片放大到合适大小，通过复写纸对患者侧貌进行复制。以上过程十分复杂，且不够准确（图10.1）。当时的主要关注点是确保虚拟规划在软组织改变和骨移动方向距离上的准确，且具有正确的移动比例[1]。

当时，一种方法是直接在屏幕上进行头影测量分析，目的是更准确地描绘头影测量点。另一种方法是手工操作，然后进行扫描。多年来，为了获得患者精确的最终图像，又开发了几种方法。尽管有研究验证了新方法的有效性，但很多正畸和外科医生仍然决定继续使用传统的手工规划，因为他们不相信这些方法的准确性难以令人信服[1-2]。

起初，计算机断层扫描（CT）的发展提高了骨病理学和颌面部创伤的诊断，使手术规划取得了重大进展。后来出现了锥形束计算机断层扫描（CBCT）作为一种新工具，与CT扫描相比，它的辐射量更少。此外，CBCT有助于正畸规划中皮质骨厚度的评估，辅助扩弓病例的治疗规划。这项新技术在口腔颌面外科中产生了巨大的影响，改变了整个外科手术。

10.2 3D虚拟规划

数字化时代的主要优势是能在计算机中获取患者的信息。照片、牙科模型与CT相结合提供了患者真实的三维尺寸信息。因此，治疗规划可以根据每名患者的情况进行个性化调整。

E. D. Rubio (✉). C. M. Mombrú
Oral and Maxillofacial Surgery Residency Program,
School of Medical Sciences, Catholic University of
Argentina, Buenos Aires, Argentina

Department of Oral and Maxillofacial Surgery,
School of Dentistry, University of Buenos Aires,
Buenos Aires, Argentina
e-mail: erubio@consultoriosrubio.com.ar

G. L. Nanni
Department of Oral and Maxillofacial Surgery,
School of Dentistry, University of Buenos Aires,
Buenos Aires, Argentina

Orthodontics Program, School of Dentistry,
Del Salvador University, Buenos Aires,
Argentina

© Springer Nature Switzerland AG 2021
J. M. Galante, N. A. Rubio (eds.), *Digital Dental Implantology*,
https://doi.org/10.1007/978-3-030-65947-9_10

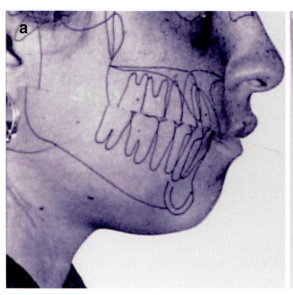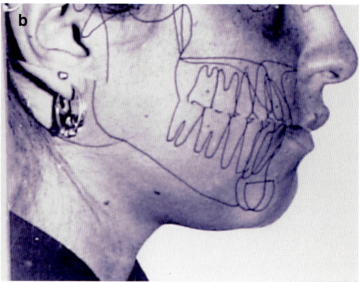

图10.1　使用传统手工规划对患者侧貌进行复制（a，b）

10.2.1　"多思考，少犯错"的概念

CT扫描、CBCT和磁共振成像（MRI）等诊断成像技术已经改变了医疗和牙科行业。同样，牙科软件、表面扫描仪和3D打印机也为这场数字革命做出了贡献。全新的3D面部扫描仪技术可帮助临床医生精细地检查患者，包括从最小的解剖标志点到皮肤或牙齿的颜色。

现今，有许多专门的技工室负责在短时间内处理图像、高精度打印模型和导板。然而，值得一提的是，作为一名外科医生，了解数字化的工作流程是必需的。提前在每次治疗前明确应做的流程，以获得准确的结果。

传统的2D正颌手术规划往往伴随着误差[2]，而3D虚拟手术规划可以避免很多类似问题。Azarmehr等[3]总结了正颌外科3D虚拟规划的文献，与传统的模型手术相比，评价了其术前规划的准确性和效率，强调其可以显著降低手术误差。此外，Van den Bempt等[4]对16项研究进行了系统性回顾，强调3D手术导板可以在各个方向上根据3D虚拟规划对上下颌骨复合体进行准确定位。

另外，3D虚拟规划还具有时间上的优势。文献报道，与传统的正颌手术规划相比，3D虚拟规划的平均准备时间明显减少[3]。尽管数字化规划在治疗前（至少在开始时）可能会花费更多时间，但治疗往往更准确，结果也更精确可靠。因此临床医生的理念应该是在3D虚拟规划中多思考，在手术中少犯错。

10.2.2　数据采集（CAI）

10.2.2.1　患者情况

无论患者是否已经完成了他/她的正畸治疗，或者是第一次手术咨询，患者的临床情况都是最重要的。即临床方面的考量在决策过程中至关重要，其重要性应超过头影测量分析。因此，根据Arnett等[5]的观点，头影测量分析表明问题在哪里，而患者的临床情况则提示如何解决这些问题。

10.2.2.2　脸部照片和3D扫描

为了进行准确的面部分析，建议按Arnett和Gunson[6]以及Cifuentes等[7]提出的一步一步的流程进行。当患者离开诊室，之前拍摄的面部照片就变得尤为重要，因为外科医生将对此进行测量，以更精确地观察临床情况，并找出最佳治疗方案。因此，应该仔细认真地拍摄好面部照片。就像传统的照片研究一样，可以使用白色背景和侧面打光，以获得清晰整洁的图像，避免阴影（图10.2）。

在拍摄面部照片之前，必须在患者的前额和右侧脸各做两个标记点。两标记点间相隔2cm（图10.2）。这个间距是为了避免误差。由于区域的凸性，所以颞部的标记应是垂直方向的。这2cm的距离可用于校准图像，使临床医生能够在软件中将照片放大到真实尺寸。以此，可以实现例如中线偏差等数据的真实测量。

从正面拍摄3张照片。一张是嘴唇放松的照片，另一张是微笑的照片，最后一张是评估咬合平面（图10.3）。此外，还要拍摄一张使用颊拉钩显示咬合情况的照片（图10.4）。之后，根据Lundström F和Lundström A[8]的规定，拍摄一张自然头位（NHP）下的右侧貌照（图10.5）。从下颌骨下方拍摄照片也有助于评估不对称性。最后，面下1/3和口内牙齿咬合照是完成患者信息记录的必要条件（图10.6～图10.8）。

10.2.2.3 牙科铸造模型、扫描仪和CBCT

患者口内的正畸矫治器会导致CT图像伪影。因此，有必要将获得的图像与牙弓整齐地重叠。3种方法都可以做到这一点：

1. 牙科模型和CBCT（CBCT双扫描）

在CT扫描时，患者需要带着之前在诊室准备好的带有咬合蜡的牙科模型。然后，使用咬合蜡拍摄两次CBCT：一次是患者的，另一次是模型的。这两次扫描的咬合蜡都添加了陶瓷装置，以提高软件内两次CT图像的重叠。然而，这种方法欠准确（图10.9）。

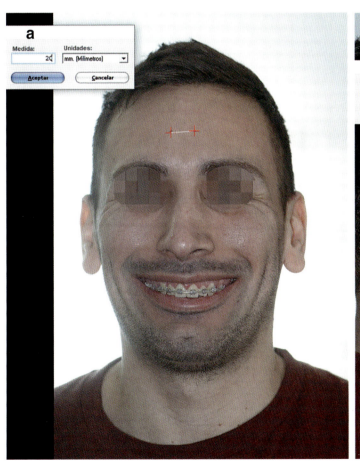
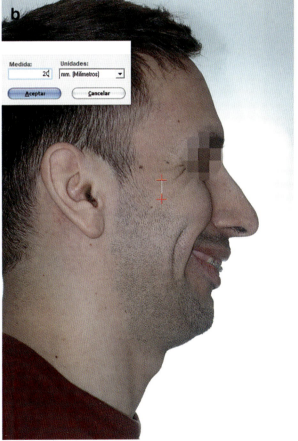

图10.2 带有校准标记的照片校准（a，b）

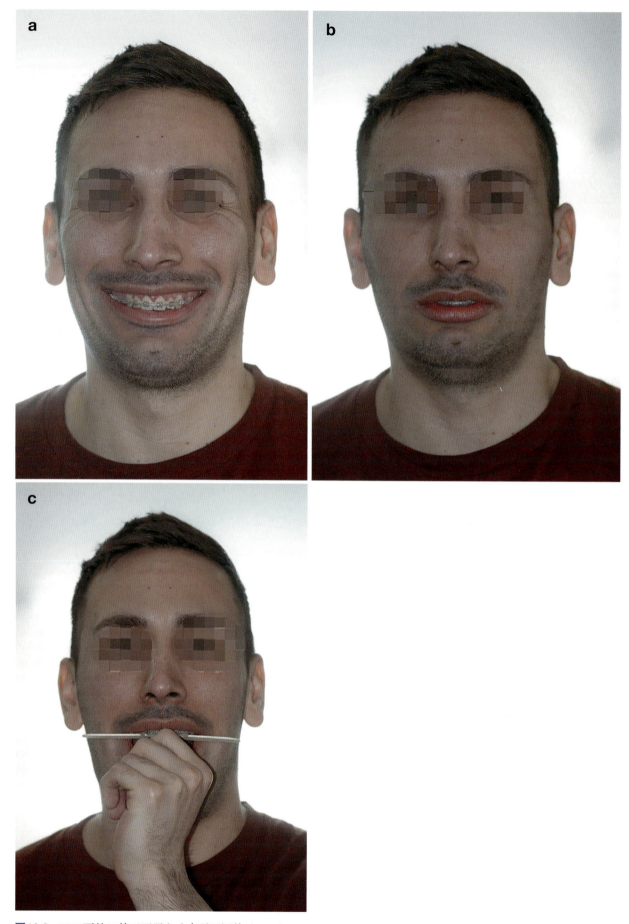

图10.3 NHP下的口外正面照和咬合平面评估（a～c）

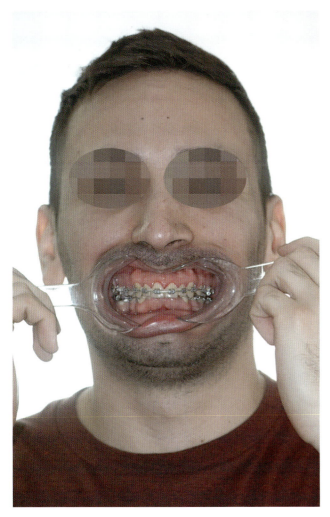

图10.4　使用颊拉钩显示咬合情况的正面照片

2. 牙弓扫描（IOS）

用口内扫描仪直接扫描患者口内的上下牙弓，获得一个STL文件。随后，使用CT图像上的牙齿作为参照物将这个STL文件进行重叠。为了方便重叠和评估潜在的误差，建议扫描包含2cm的颊侧牙龈和腭部皱襞。此方法因为不涉及印模，从而减少了失真（图10.10）。

3. 牙科印模扫描（EOS）

牙模扫描是另一种实现数据采集的方法（图10.11）。口外扫描患者理想殆位下的上下颌骨，然后将扫描所得图像与CT图像重叠（图10.12）。这是最重要的步骤之一，因为此时的一点误差都会导致导板不准确。笔者建议，无论使用什么方法，软件误差都应该小于1mm。

10.2.2.4　成像方式

3D虚拟规划已经取代了使用头颅侧位放射片的2D规划。3D规划需要使用CT。恰当的成像方式选择取决于空间和对比度分辨率。空间分辨率是指影像中能区分两个独立物体的能力（如下颌骨内的神经管），而对比度分辨率是指能分辨两个区域组织之间最小密度差异的能力（如脂肪堆积与正常脂肪组织）。多层螺旋断层成像（MST）具有较高的空间分辨率，但对比度分辨率有限。由于经常涉及硬组织的干预，口腔颌面部病例的理想选择是MST。与MST相比，在适宜的手术场景下使用CBCT，具有较高的空间分辨率和较少的辐射暴露。然而，它的对比度分辨率较差[9-10]。

如第1章所述，CBCT扫描设备的视野（FoV）有时不够大，无法拍全患者的整个头部（大视野）。尽管这个问题可以通过在软件中合并小视野拍摄的多个扫描图像来克服，但精度可能会受到影响（图10.13）。

这种方式的另一个缺点可能是其潜在的图像失真。在拍摄过程中不能有护额或咬合装置，且患者必须保持静止不动，轻微的移动就会引起最后断层扫描图像的失真。因此，为了防止额部影像模糊，Lundström F和Lundström A[8]建议，在NHP下拍摄CBCT不使用护额（图10.14和图10.15）。

除了上述缺点外，CBCT在上颌窦侧壁和下颌第三磨牙区的显像欠清晰。不完整的骨壁由于缺乏表面的完整性，在设计截骨术时可能会引起失真。虽然这个问题可以通过软件填补缺失部位的工具来解决，但这个过程相当耗时且烦琐（图10.16和图10.17）。

MST是另一种选择（图10.18）。然而，为了获得合适的诊断图像，该方法必须按以下特定要求进行：

- 为了充分观察整个面部，MST必须从前囟门点到第5个颈椎进行拍摄。
- 为了进行准确的侧貌分析，需要有软组织窗口。
- 不需要造影剂。
- 在扫描过程中，患者必须使用咬合蜡以获得合适

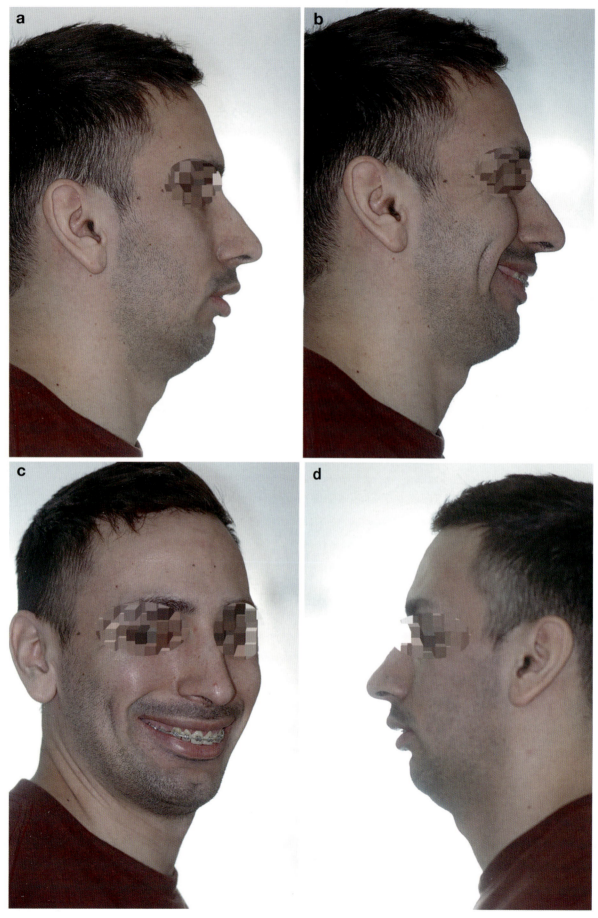

图10.5 NHP下的口外照片。右侧和左侧侧貌（a~f）

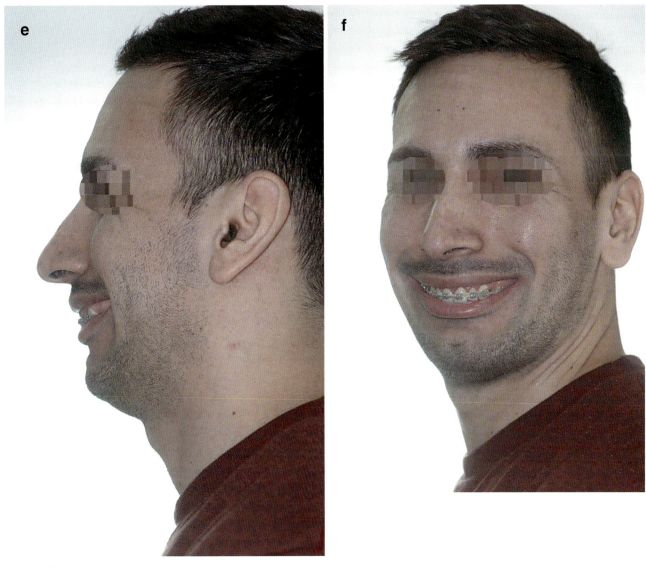

图10.5（续）

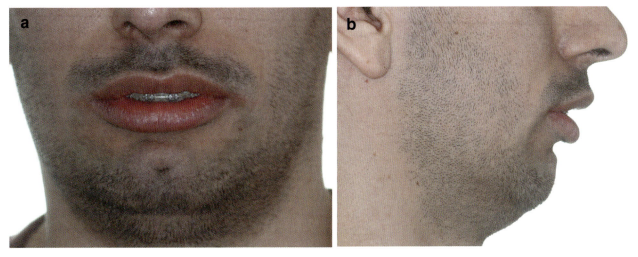

图10.6 面下1/3的临床分析（a，b）

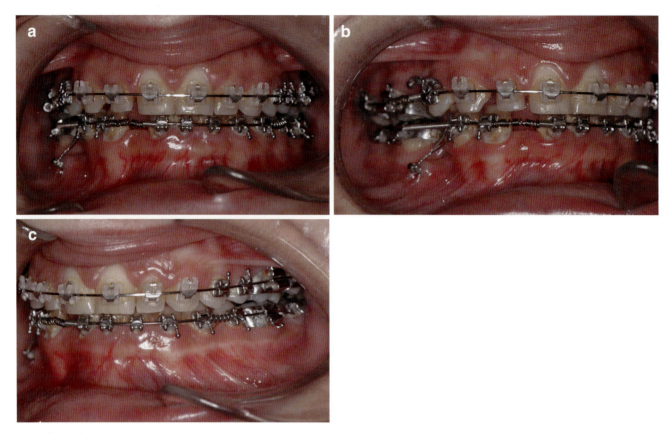

图10.7　Ⅱ类患者口内照片（a～c）

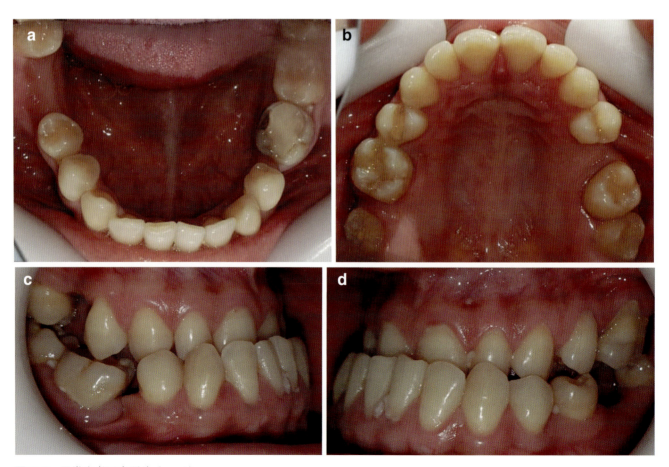

图10.8　Ⅲ类患者口内照片（a～d）

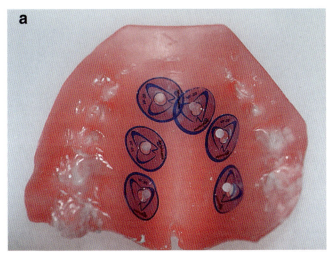

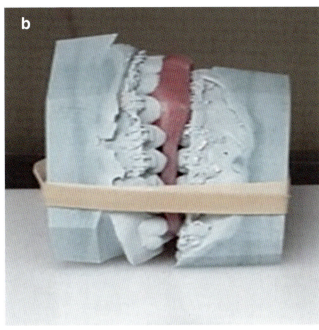

图10.9 带有陶瓷装置的咬合蜡和牙科模型,用于CBCT拍摄(a,b)

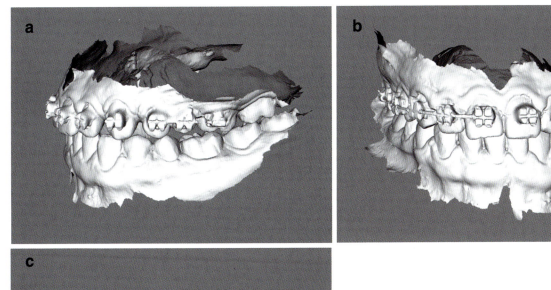

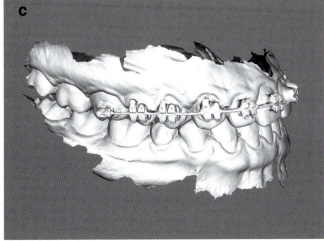

图10.10 口内直接扫描的牙弓(a~c)

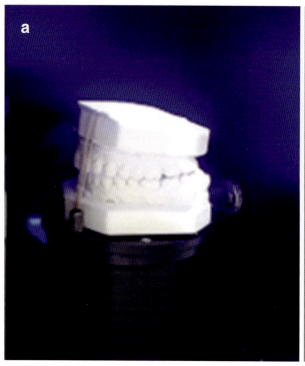
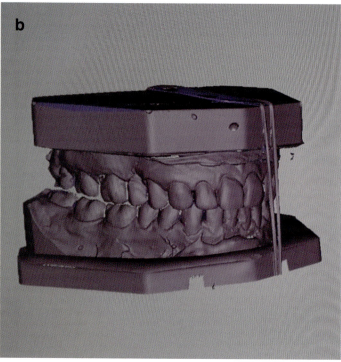

图10.11   牙科模型的扫描（a，b）

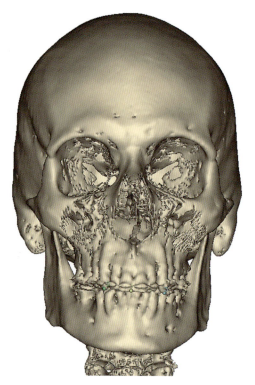
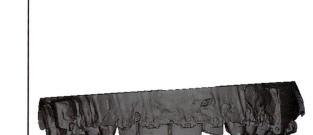

图10.12   DICOM和STL文件的合并过程

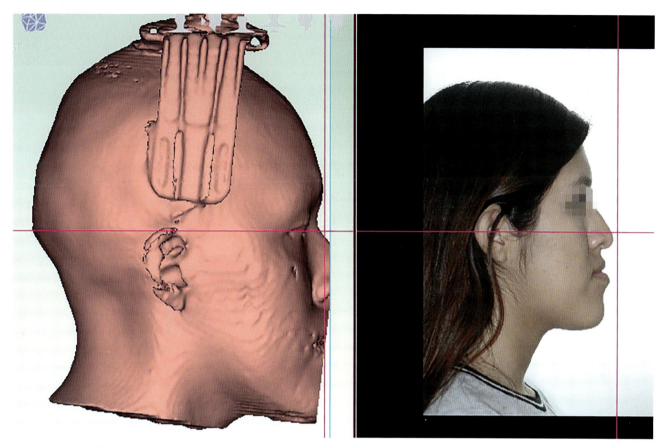

图10.13　CBCT拍摄的视野不足的软组织图像。鼻子、嘴唇和颏部不可见，无法进行恰当的评估

的下颌位置。

- 眼睛必须睁开，嘴唇必须保持休息状。
- 三维重建的切片厚度应该规定为0.2~0.5mm。
- 导入到光盘中的DICOM文件被发送到影像实验室，且不需要进行切片印模。

尽管这种方法在世界范围内被使用，且成本相对较低，但也有一些缺点。如果拍摄期间患者不是NHP，必须在软件中进行调整。此外，由于光盘里的大量图像文件，工作进程往往会被减慢。

如上所述，无论是CBCT还是MST，都不需要打印图像。在诊断过程中只需要DICOM文件。无论使用哪种成像模式，最重要的一点是使用下颌正中关系时的咬合蜡进行拍摄，且在磨牙区保持1mm的间隙。这样做的目的是为了加强断层扫描和扫描牙齿之间的重叠。同时，咬合蜡避免了拍摄过程中下颌的移动，因此可以在治疗位点分析软组织。此外，在NHP下睁开眼睛可以提供一些面部信息。

总之，两种成像模式都有优缺点，模式的选择取决于患者的治疗要求。CBCT是正畸和种植牙治疗的首选工具。相比而言，因为在软件中可以实现NHP矫正，MST可以作为正颌外科和整形外科规划的最精确工具。

10.3　规划过程（CAD）

一旦收集到3D虚拟规划的数据，就可以使用一些牙科和非牙科软件来规划。开放式系统的开发需要满足国际标准以保证扫描设备、CAD软件和打印机之间的互操作性。基于此，强烈建议使用牙科软件，而不是非牙科软件。在种类繁多的牙科软件中，那些为评估患者变量提供大量工具的软件应该成为首选（如Nemotec®的Nemofab软件）。此外，牙科程序通常是由种植外科医生（如：GW Arnett博

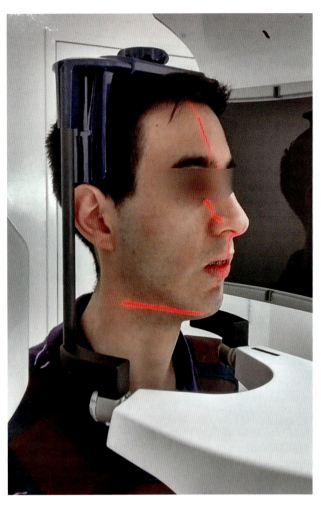

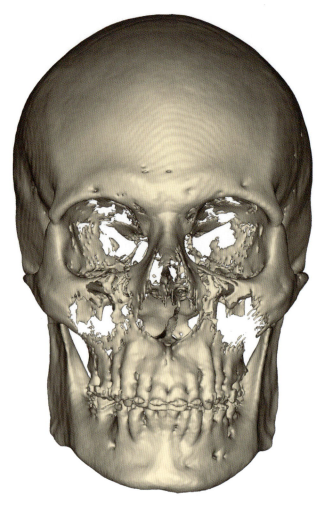

图10.14　CBCT拍摄中不需要头颅固定装置

图10.16　上颌窦区的模糊效果

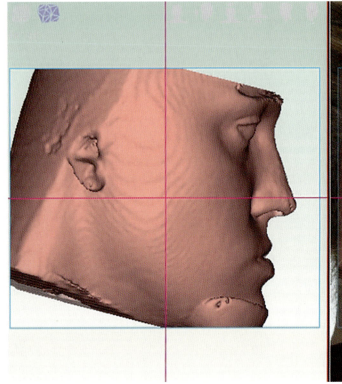

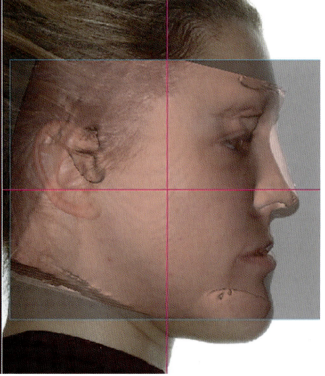

图10.15　使用护颌导致颏部模糊不清

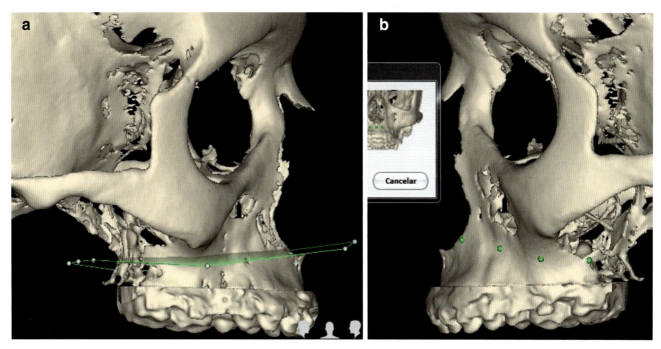

图10.17 上颌骨截骨设计（a, b）

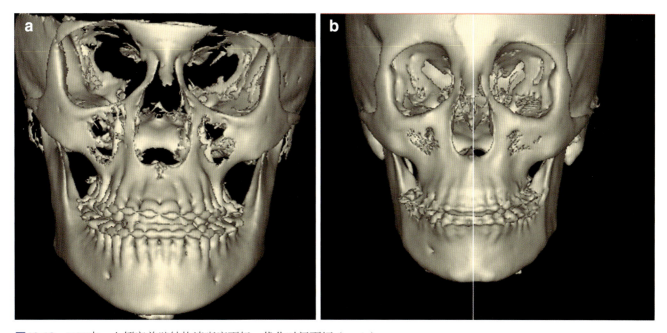

图10.18 MST中，上颌窦前壁结构清晰度更好，优化时间更短（a, b）

士）根据患者的手术需要而设计的。

实现NHP之后，在3D头影测量图片上标记头影测量点。这些点是：鼻根点、颅底点、额点、鼻下点、下牙槽座点、颏前点、颏下点、颧骨点、瞳孔下点、额颧缝、下颌角、牙齿中线、尖牙牙尖、上下颌磨牙尖（图10.19）。

另一个选择是进行全景曲面断层摄影、正位

和侧位摄影，使用软件在准确的矢状面中进行标记（图10.20）。此外，能够浏览所有的CT切片会对解剖标记理解得更彻底，使手术过程更加安全（图10.21）。

下颌骨髁突的骨缺失已被证实为全身和局部关节炎、创伤后重建、内分泌失调以及正颌手术后的结果。因此，在正畸–正颌外科治疗之前和整个治

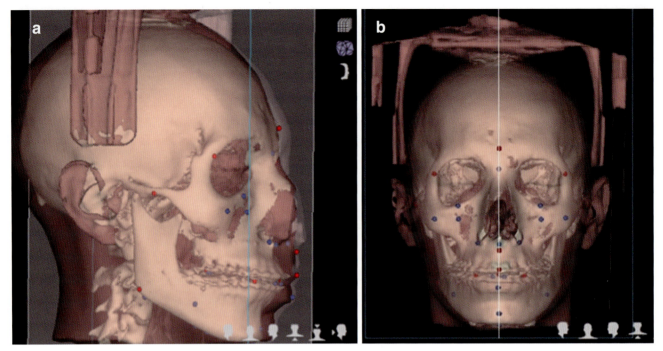

图10.19 头影侧位（a）、正位测量位点（b）

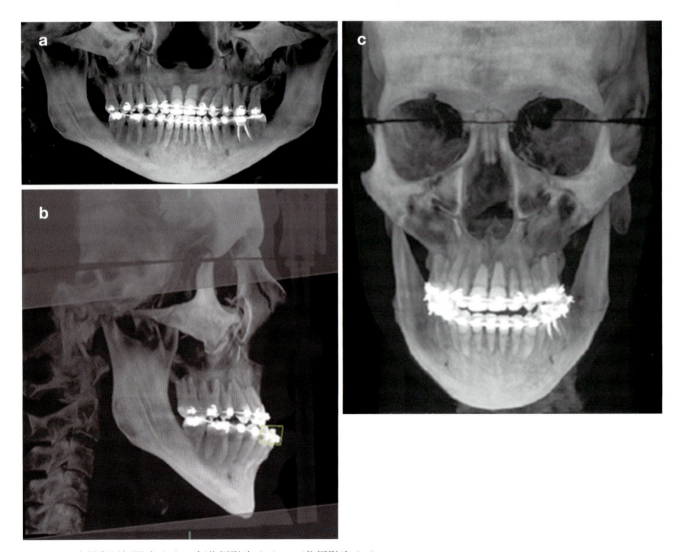

图10.20 全景断层摄影片（a），侧位摄影片（b），正位摄影片（c）

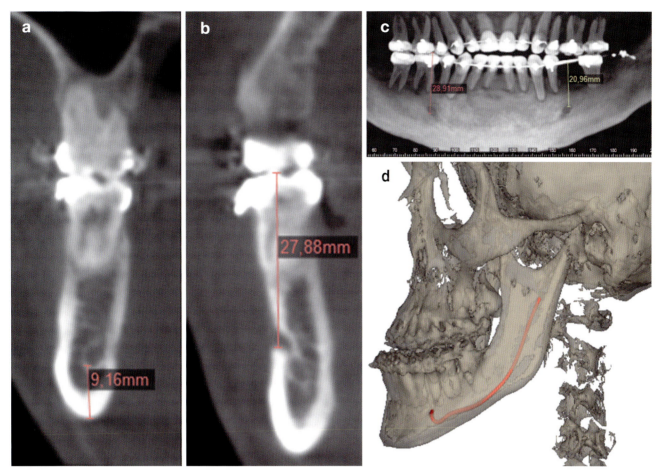

图10.21 CT和全景断层摄影片评估下牙槽神经和颏神经的位置（a~d）

疗过程中必须对颞下颌关节（TMJ）进行评估[11]。

　　MRI一直被视为是显示颞下颌关节盘位置、评估关节盘内紊乱的成像方式中的金标准[12]。与CT扫描相比，MRI对软组织的对比分辨率更高，因此可以详细地评估TMJ软组织结构[9]。相反，CBCT的空间分辨率高、辐射剂量低，因此被视为TMJ骨结构成像的首选方式。虽然目前还没有文献指出颞下颌关节紊乱患者进行CBCT扫描的具体适应证，但在正畸、正颌治疗前，尤其是对于Ⅱ类患者，需要CBCT扫描评估髁突皮质骨的完整性（图10.22）。而对于需要进行软组织病理诊断或需避免电离辐射的病例，则应优先选择拍MRI而非CBCT[13]。

　　CBCT的另一重要应用是量化咽部气道（PAS，pharyngeal airway space）体积，便于定位狭窄或阻塞区域。因为鼻咽和/或口咽阻塞/狭窄常见于上−下颌关系异常的患者，且可能与阻塞性睡眠呼吸暂停

综合征（OSAS，obstructive sleep apnea syndrome）有关，所以气道分析已被纳入正畸诊断和正颌手术规划中[14]。

　　根据不同的PAS区域划分方法，所测量的气道体积也不同（图10.23）。一些医生将后鼻棘作为该间隙的上边界，而另一些医生则将软腭当作上边界。此外，使用的手术方法、成像技术、X线片上的定位标志点、软件程序的差异，加之一些其他影响因素，加大了PAS测量结果的变异性，并使测量PAS线性值和体积值的意义被忽视。因此，为了实现下颌前突患者手术治疗的有效随访并方便OSAS的诊断，利用CBCT统一PAS的测量标准颇为重要[15]。

　　然而，大多数研究仍认为，无论测量时如何考虑PAS边界，最可靠、最精确的测量方法都是PAS的三维设计[14-15]。

　　3D虚拟规划的下一步是根据需要设计上、下颌

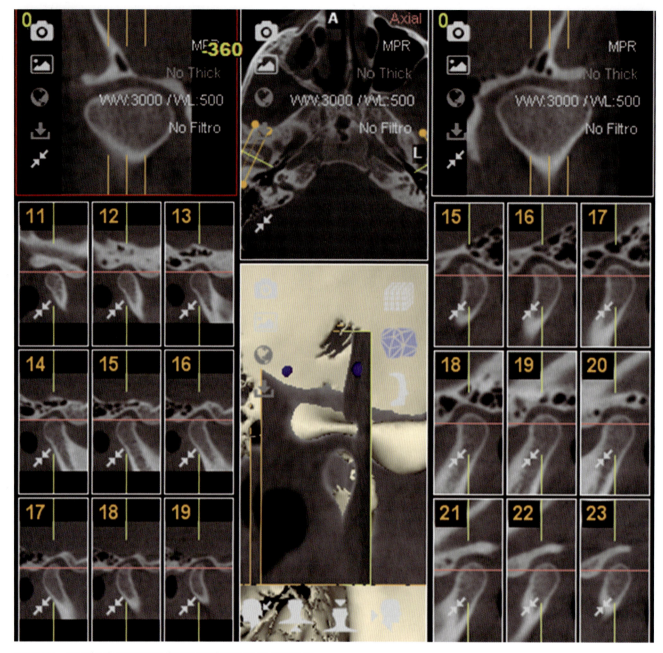

图10.22 颞下颌关节CBCT图像用于评估髁突皮质骨完整性

骨和颏部的截骨术。无论牙殆面异常的诊断和治疗方案如何，上颌骨通常都接受Le Fort Ⅰ（LFⅠ）型截骨设计，下颌骨则通常接受单侧或双侧矢状劈开截骨（SSO）和/或口内下颌升支垂直截骨（IVRO）。最后，根据每个病例具体情况规划是否行颏成形术（图10.24）。

接下来采用常规方法进行头影测量（图10.25），以继续进行3D规划。尽管这种"一步一步"的过程与传统手术规划没有太大区别，但在传统手术规划时，外科医生操作"自由洒脱"，常会跳过其中的一些步骤。软件程序会根据手术规划提出修改建议，以便三维方式完成操作。据此，在颌骨和颏部人工标记牙中线、腭平面以及俯仰、旋转和摆尾运动等（图10.26）。

我们可以认为，预期效果达成前，3D规划的所有手术操作都与正畸治疗规划和针对可能变量的预处理一致。此外，一个软件工具就概括了所有所需操作。骨轮廓总是不规则的，而软件可以识别出

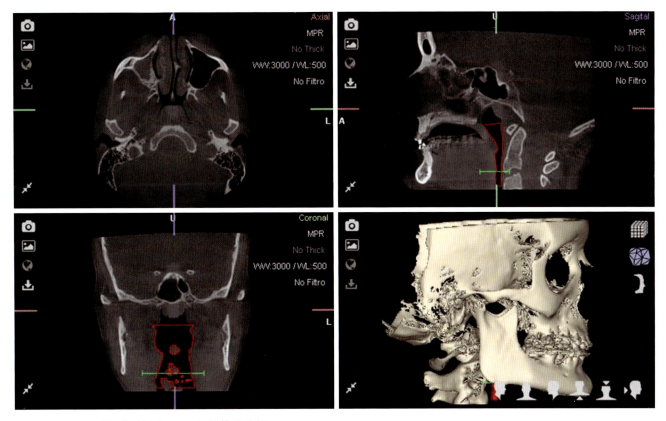

图10.23　CBCT对气道后间隙（PAS）的体积分析

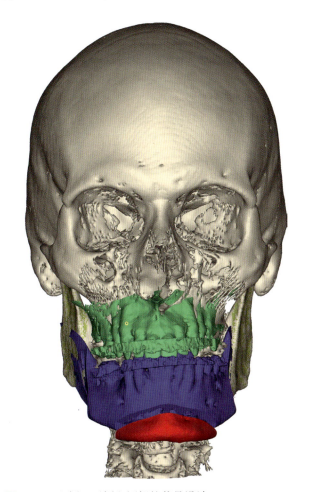

图10.24　上颌、下颌和颏部的截骨设计

可能的骨干扰（图10.27d）。最后，软件重建患者的皮肤，以评估在考虑软组织因素后的手术规划量是否足够（图10.27）。

10.4　3D打印（CAM）

完成整个手术规划的创作后，就开始进行术中和终末导板制作。为确定哪侧颌骨先动，必须在导板制作前决定是否行"下颌骨优先手术"。随后，定位牙尖点以确定所需的导板深度，使导板在术中较好地适应牙弓。如果牙弓间没有空隙，则需要将咬合打开数毫米（图10.28）。

达到理想效果后导出导板的STL文件，后续就可以进行3D打印。有关3D打印方法和材料的总结已在第3章详述。

颌面外科手术中最常用的打印方法有：熔融沉积材料（FDM，Fused Deposition Material）和立体光刻（SLA/DLP，stereolithography）。FDM技术使用的3D打印材料中，聚乙酸（PLA，polyacetic acid）和

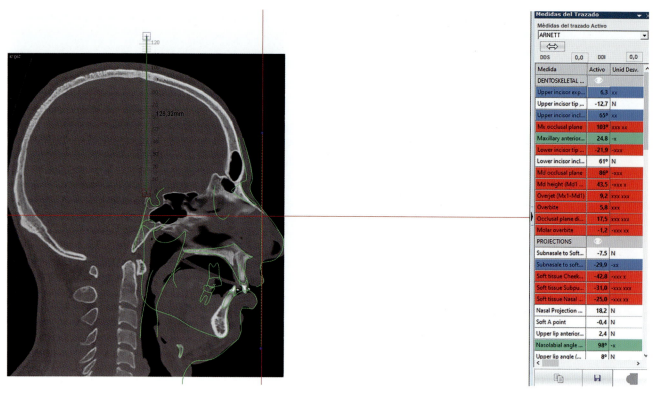

图10.25   头影测量图

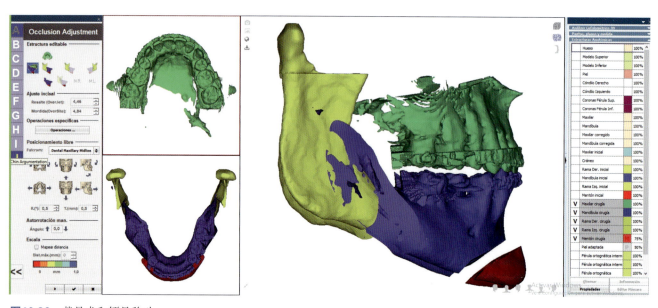

图10.26   截骨术和颌骨移动

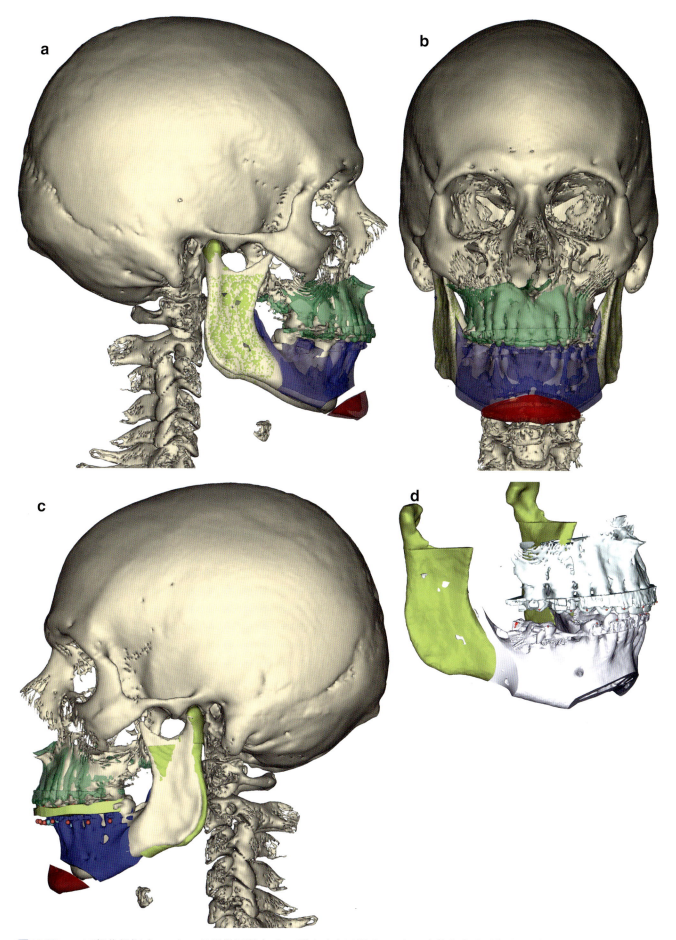

图10.27　3D正侧位规划（a～c）。骨干扰识别（d）。形态改变过程（e～g）。术前和术后面像（h，i）

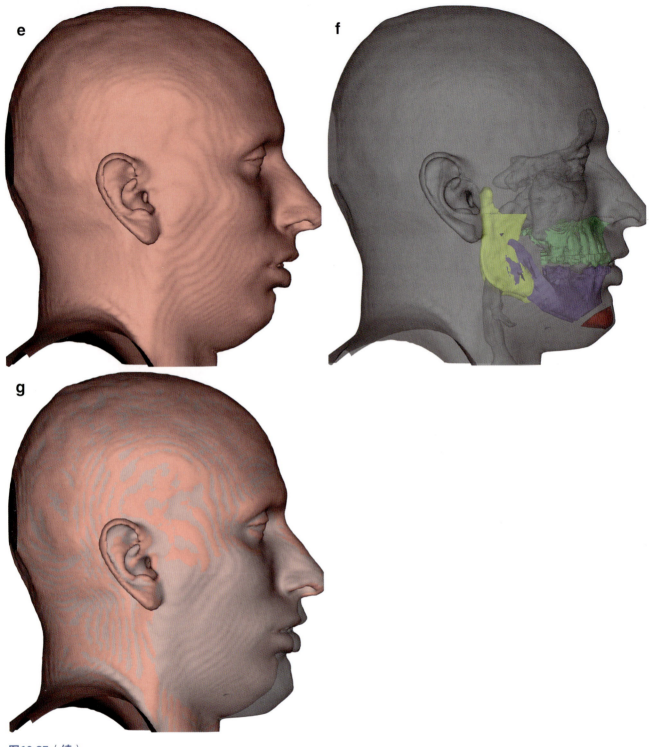

图10.27（续）

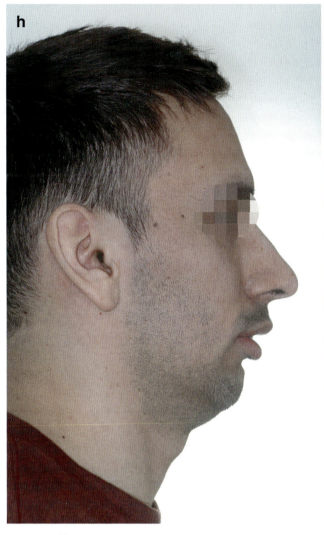
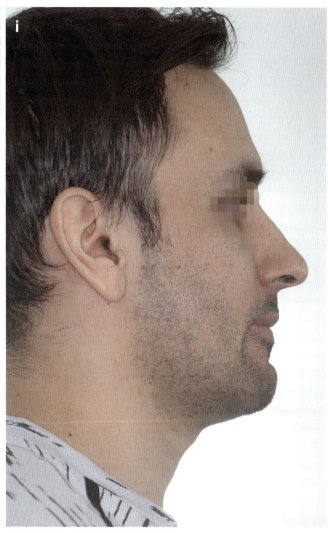

图10.27（续）

丙烯腈丁二烯苯乙烯（ABS，Acrylonitrile butadiene styrene）是最常用的。而SLA和DLP则需要生物相容性树脂（常归类为"手术导板树脂"）。与FDM技术的材料相比，生物相容性树脂材料可以耐受蒸汽灭菌，并最终提供等向性的力学性能。综上所述，SLA准确性高且具有上述优点，故被视为打印外科导板的最佳方式。

10.5 截骨手术导板制作流程

因为模拟软件和数字导板都不能完全准确表达垂直方向上规划的移动（嵌入或下移），所以3D虚拟规划的最大误差来自Z轴的改变和上颌垂直运动。

手术导板的常见误差则源于髁突–关节窝关系。上颌位置取决于自旋运动后的下颌位置。手术成功与否取决于关节窝内髁突的正确位置，而上述误差则可能导致术中上颌骨重新定位的偏差。因此，3D虚拟规划的重要成果之一是可以根据CT图像对每名患者进行个性化治疗设计。

如今，得益于CAD软件和钛打印机，无导板手术成为可能（图10.29）。在这种情况下，颌骨新位置的信息则由骨支持截骨板和3D打印的钛板提供（图10.30）。

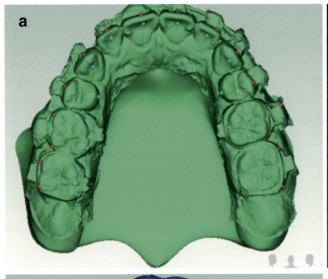

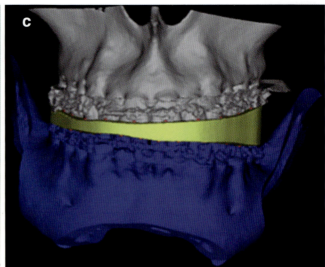

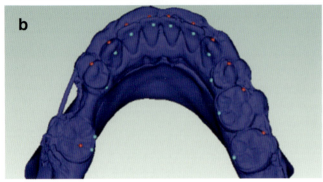

图10.28　导板打印过程：术中定位牙面标志点以正确引导下颌就位（a~c）

10.6　其他适应证和局限性

　　3D虚拟规划是一个强大的工具，除了正颌手术外还有许多适应证。矢状劈开截骨术后，由于感染而产生的疏松骨碎片并拼接是3D规划适应证之一（图10.31）。定制的骨固定装置可帮助骨碎片正确结合并最终获得良好的下颌外形轮廓（图10.32）。

　　3D虚拟规划也应用于牵张成骨手术、重建手术、颌面部创伤等。此外，计算机规划还可用于特殊病例和复杂重建手术中困难的3D运动导航[16]。

　　随着虚拟可视化病理的实现，3D虚拟规划还被广泛应用于颌面部病理诊断，从而指导手术切除的边缘位置。在某些情况下，面中部病变（如上颌窦或鼻腔内的肿瘤）需要在非直视下进行截骨，手术规划可以增强医生成功实施这类手术的信心。

　　此外，据文献报道，3D引导下进行骨供区（如腓骨游离皮瓣）微血管组织转移手术的速度比非引导手术的速度快60~120分钟[17]。

　　3D规划还使颌面部创伤患者的种植体个性化定制成为可能。再者，3D规划在面中部重建（特别是眼眶修复）方面颇具优势，可以改善复杂颌面部创伤的预后[9]。

　　目前3D虚拟规划尚未见已知的禁忌证。但3D规划涉及硬件、软件和信息处理费用，夹板和模型制造费，因此费用是限制其应用的重要因素[18]。

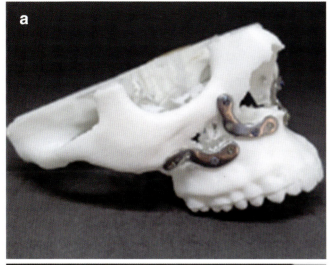

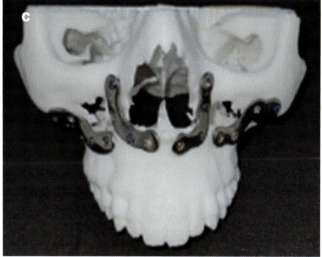

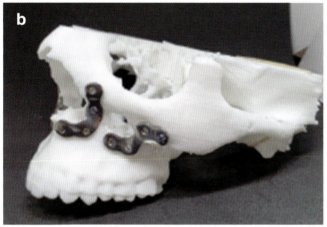

图10.29 立体光刻模型中代表三维新位置的定制钛板（a～c）

10.7 总结

综上所述，对传统规划与3D虚拟规划方法进行比较总结（表10.1）。

表10.1 传统规划与3D虚拟规划的比较

	传统规划	3D虚拟规划
成本	低	高
学习曲线	短	长
精度	足够	高
范围	单维度	三维立体，增加软组织信息
患者数据	较好	极好
收益预测	较好	极好

技术引领我们进入一个激动人心、不断革新的世界。

奥威尔（Orwell）写于1949年的著名小说《1984》指出：现实模仿艺术。实际上，现在使用的"big brother"一词就是其当时提出的。电影《侏罗纪公园》中使用的基因编辑技术曾被认为只会出现于电影中。但现在我们已实现了通过修改缺陷线粒体来治疗一些遗传疾病。

以前，我们只有手工制作导板，现在则用数字化方式制作导板，这一进步意义深远。可以说，在正畸和正颌外科的日常工作中，临床医生正处于一场诊断革命和产业革命的开端。本章所述的基本内容也证明了这一点。3D虚拟规划已经成为诸如面部不对称等多种疾病的治疗金标准。

最后可以肯定的是，3D虚拟规划将持续改进，患者数据的处理方法也将快速革新。本着提高患者生活质量的初衷，笔者希望能成为上述变化的见证人。

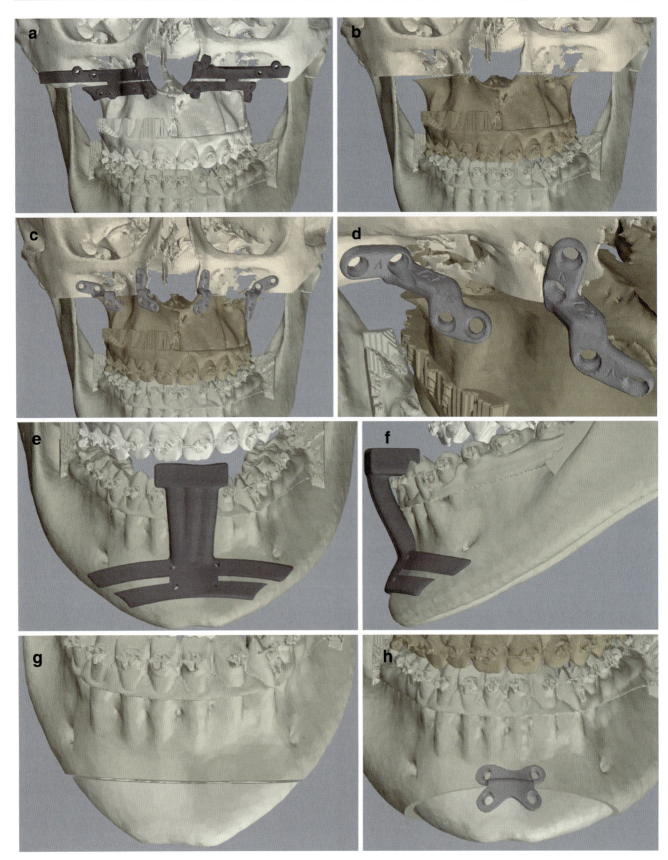

图10.30   无导板的骨支持式手术引导规划：截骨板固定在骨上，引导骨切割。每个孔的设计都与截骨板和定制钛板适配（a~h）

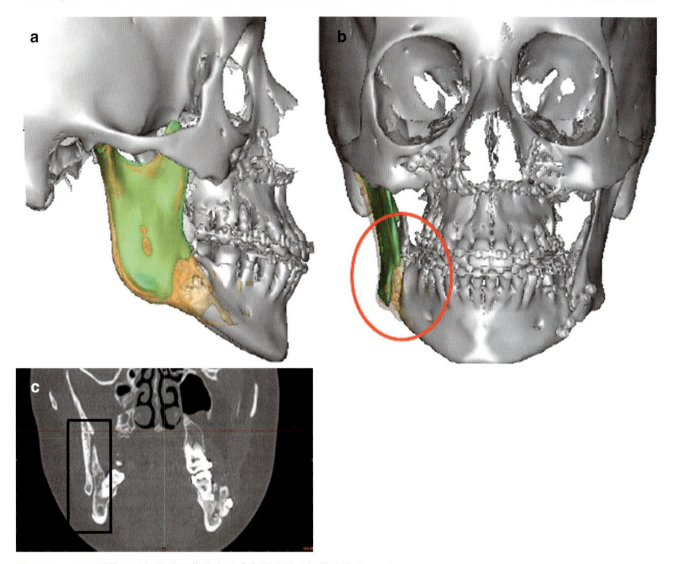

图10.31　CBCT图像显示矢状劈开截骨术后感染导致的疏松骨碎片（a~c）

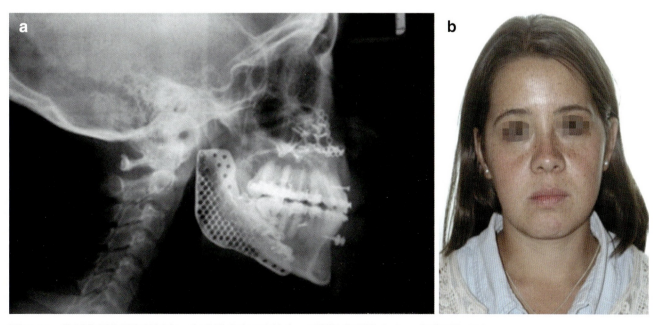

图10.32　使用定制装置行骨固定，实现骨碎片正确结合、下颌轮廓平滑（a）；术后面像（b）

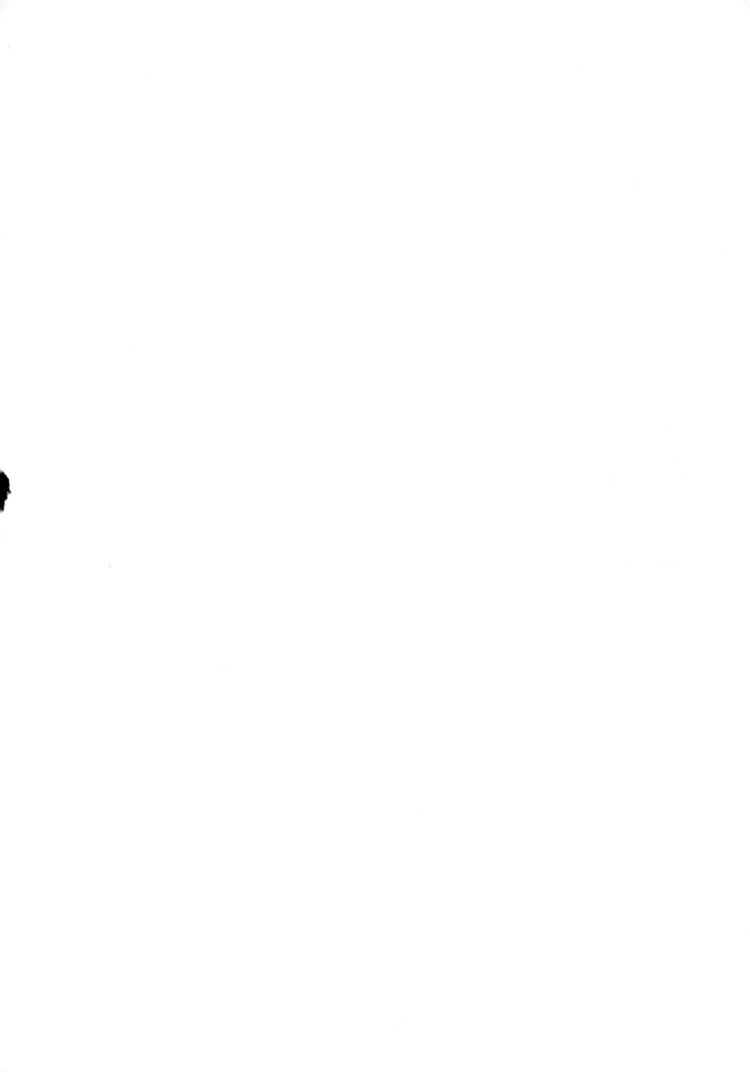